皮肤病

五十年临证笔录

主　编　宋兆友

副主编　宋宁静　许筱云

编　委　(以姓氏笔画为序)

叶和松　江苏省第二中医医院

乔　迪　江苏省省级机关医院

许筱云　江苏省省级机关医院

李　权　南京医科大学第一附属医院　江苏省人民医院

何　敏　美国马里兰大学医学院

宋宁宏　南京医科大学第一附属医院　江苏省人民医院

宋宁静　上海国际医学中心

唐　锋　上海市金山区中西医结合医院

唐宁枫　美国马里兰大学医学院

程兴望　蚌埠医学院第一附属医院

人民卫生出版社

图书在版编目（CIP）数据

皮肤病五十年临证笔录/宋兆友主编 . —北京：
人民卫生出版社，2014
ISBN 978-7-117-18713-8

Ⅰ.①皮…　Ⅱ.①宋…　Ⅲ.①皮肤病-治疗
Ⅳ.①R751. 05

中国版本图书馆 CIP 数据核字（2014）第 070172 号

| 人卫社官网　www. pmph. com | 出版物查询，在线购书 |
| 人卫医学网　www. ipmph. com | 医学考试辅导，医学数据库服务，医学教育资源，大众健康资讯 |

皮肤病五十年临证笔录

主　　编：宋兆友
出版发行：人民卫生出版社（中继线 010-59780011）
地　　址：北京市朝阳区潘家园南里 19 号
邮　　编：100021
E - mail：pmph @ pmph. com
购书热线：010-59787592　010-59787584　010-65264830
印　　刷：天津画中画印刷有限公司
经　　销：新华书店
开　　本：710×1000　1/16　印张：13
字　　数：248 千字
版　　次：2014 年 6 月第 1 版　2025 年 3 月第 1 版第 15 次印刷
标准书号：ISBN 978-7-117-18713-8/R·18714
定　　价：32. 00 元

打击盗版举报电话：**010-59787491　E-mail：WQ @ pmph. com**
（凡属印装质量问题请与本社市场营销中心联系退换）

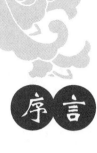

中华医学　走向辉煌

　　世纪神州添锦绣,美丽中国展宏图。今年我已 77 岁,25 岁大学毕业后,一直从事皮肤病专业工作,五十多年的工作中,诊疗过 60 多万次病例,很受病人欢迎,我的特长就是辨证施治、中西医结合。现在我仍在原单位出专家门诊,每周六个半天。我热爱我的岗位,我热爱中华医学。

　　风云有意降春雨,绿叶无私缀牡丹。在我半个多世纪的临床工作中,深深地感到"中国医药学是一个伟大的宝库,应当努力发掘,加以提高",故愿把我五十余年的皮肤病证治经验笔录成集,虽然水平较低,也愿贡献给同仁及读者,以共勉。

　　在编写过程中,由宋宁静教授、主任医师、博士、研究员等十位同志在繁忙中参与策划、整理、编撰,人民卫生出版社的编辑也给予了热诚支持和指导,在此表示深深的谢意。

　　盛世中华有伟业,祖国医学展宏图。我衷心祝愿:中国梦,我的梦,中华医学走向辉煌,走向世界。

　　由于笔者水平有限,错误在所难免,敬请读者批评指正,以便再版时修订。

东南大学医学院附属蚌埠市中心医院　宋兆友教授
2013 年 2 月 10 日新年
于蚌埠市皮研所

专论·医技护理

总论 证治心悟

第一章 论治概说

一、辨证原则

(一) 皮肤病病因

中医学将皮肤病的致病因素分为内因和外因。

1. 内因

(1) 七情变化:情绪过度兴奋和抑郁影响内脏功能,喜伤心,怒伤肝……思虑伤脾,脾失健运,与西医学提出精神因素和疾病关系密切相一致。

(2) 饮食不节:暴饮暴食直接损伤脾胃,胃功能失调,火毒内生,过食肥甘厚味易生湿热。

(3) 脏腑功能失调:《内经》载有诸痛痒疮皆属于心,诸湿肿满皆属于脾。脾胃虚弱,血虚生风,即为内热(脏腑实热)、内湿、内风致病因素。

2. 外因 指外来风、寒、暑、湿、燥、火六淫之气。

(1) 风邪:善行数变,风为百病之长,临床上风邪可夹寒、夹热、夹湿联合致病。风性向上,故头面部皮疹与风有关。人若皮肤虚弱,为风邪所袭,则起瘾疹,说明荨麻疹、瘙痒症与风邪有关。

(2) 寒邪:受寒邪者阳气不足,卫气不固,气血凝滞,寒凝气滞,如皮肤病冻疮、血管炎与寒邪有关。

(3) 暑邪(热邪):带有季节性,暑气夹湿,如痱毒、日光性皮炎。

(4) 湿邪:久卧湿地,或感受寒雾、风霜。湿为重浊之邪,易犯人体下部。湿邪黏腻、缠绵不断,反复发作,如湿疹、天疱疮等。

(5) 燥邪:气候干燥,燥气侵袭,如手足皲裂症、鱼鳞病等。

(6) 火邪:热极化火,五气皆可化火,如脓疱疮、丹毒等。

(7) 虫邪:疥疮及体癣等疥癣皮肤病与虫邪有关,此外奇痒难受也多因虫类因素,应与西医学细菌、真菌、寄生虫皮肤病相同。如足癣、毛囊炎、虫咬皮炎等。

(8) 毒邪:由毒邪所致皮肤病分为药物毒、食物毒、漆毒等,即禀性不耐,与现代过敏性皮肤病相同。

(二) 皮肤病初诊

皮肤病诊断是通过问、望、闻、切四种诊断方法(称为四诊)向病人做全面的询问,从其表现出来的症状、体征和疾病发展过程收集资料,从而作出正确的诊疗。

1. 四诊

(1)问诊：中医学有十问歌。凡皮肤病有全身症状者结合有关问题可询问下列方面。

1)问寒热：即有无发热和怕冷。如发热、恶寒为外感表证，发热不恶寒为里热证，先冷后热(寒热往来)为半表半里证。

2)问汗：问有汗无汗。有汗者问出汗时间和感觉。一般为怕冷、发热、无汗为表实证。怕冷、发热、有汗为表虚证。发热、有汗、不怕冷为里热证。睡着出汗，醒时汗止为盗汗，多属阴虚；身无热而汗自出为自汗，多属阳虚。病势危重，汗出如雨，淋漓不止，多见于过敏休克病例。

3)问头身：询问头部及肢体不适情况。头身酸痛，怕冷发热为表证。头重如裹，身重倦怠为湿邪在表。头痛眩晕，心烦面赤为肝火。骨节酸痛，阴天加剧为痹证。

4)问二便：询问大小便的颜色及质量的改变。小便短赤为热证，小便清长为寒证。小便短赤、频数、刺痛为下焦湿热。大便秘结为热证。大便溏薄为脾虚。

5)问饮食和口味：询问饮食的喜恶、增减，口味的变异等。喜冷饮为热证，喜热饮口不渴为寒证。渴不多饮为有湿。饮食少消化差为脾胃虚弱。嘈杂易饥、口苦为胃热，口味变甜为脾湿，口淡无味为脾虚。

6)问胸膜：问胸膜有无胀满、疼痛等。胸胁作痛为肝郁气滞。胸腹疼痛为血瘀。腹胀作痛为气滞。

7)问耳目：问听觉、视觉的改变。耳鸣伴头晕、腰酸为肾虚。耳鸣、口苦、胁痛为肝火。

8)问睡眠：多梦为肝肾阴虚。失眠为阴虚火旺。

9)问经带：经来少腹疼痛拒按为血瘀。白带多而稀薄为脾虚或肾虚。白带稠黄腥味为湿热。

10)问病情：如诊断、治疗以及旧病等。

(2)望诊：神色形态结合病史重点观察。

望诊指对一般情况的观察，正气未衰预后好，神萎面色差，正气衰，预后差。但要注意"假神"以免误病。肥胖者多痰湿。

望舌是中医学特点之一，简述于后：舌为心之苗，誉为胃气之反映，观舌质诊断正气虚实，观舌苔辨别邪之深浅，再审润燥以验津液之亏。舌质淡白为血虚或阴虚，舌质红为热盛，舌质绛为热入营分，舌绛无苔有裂纹为阴虚伤津，舌质淡胖边有齿痕为气虚，舌质青紫或边有瘀斑为血瘀。舌干红绛有刺为热盛阴亏。苔黄腻为里热，苔薄白为表证，舌红光苔为阴虚。黑苔润者有寒，燥者有热，伤阴危重。一般皮肤病早期薄腻带黄或灰白为湿热或寒湿，中期黄腻粗糙为热重，后期苔剥质红为阴虚内热。

(3)闻诊:包括声音和口臭气味。

语音低微为属虚证,语音响亮为实证。发热烦躁为热证,静而少言为寒证。呻吟呼号为疼痛。气粗声高为实证,气短声低为虚证。口臭为胃热,腐气为宿食。脓液及大小便、白带有特殊腥臭味为热证。

(4)切诊:目前以寸口诊脉常用(即桡动脉处)。注意脉与症是否相符,临床上有舍脉从症及舍症从脉的方法。常见脉象有 28 种,今将有关皮肤病常用几种脉象归纳如下。

浮脉为风邪在表,沉脉为邪气深闭。数脉为(一呼一吸 4～5 次以上)为甚,缓脉为(一呼一吸 4～5 次以下)为寒邪内蕴。细脉为虚证,洪大脉为实证(邪盛正气不虚)。弦脉为肝郁、疼痛、痰湿。滑脉为妊娠、血盛、血热。紧脉为寒证、剧痛。涩脉为气滞、血瘀、血虚。不整脉包括促脉、结代脉,脉有间歇,为气血衰竭,脏腑之气将绝,病邪重。

2. 八纲

(1)表里:判别病变部位的深浅,表证者病邪在表,病轻。里证者邪深病重。

(2)寒热:判别疾病的属性。辨寒热不仅是看体温升高与否,还需从四诊材料综合分析。

(3)虚实:指正邪衰盛而言,邪气盛为实,正气夺为虚。外感病为实,内伤病为虚。

(4)阴阳:皮肤科辨阴阳从病情急缓、部位深浅、形态色泽、痒痛程度而有所区别。

(三)皮损辨证

1. 皮肤损害辨证

(1)斑疹:红色为热,红斑压之褪色为血热,红紫黑为热甚,红斑压之不退为血瘀,皮疹稀散为热轻,密集为热甚,白斑为气血不和。

(2)丘疹:急性红色丘疹、瘙痒为心火过盛,属风热、血热。慢性丘疹属脾虚、湿盛。血痂性丘疹属血虚。

(3)水疱:红色小疱属湿热,大疱为湿热或湿毒。脓疱属热毒。深在水疱属脾虚蕴湿,寒湿不化。

(4)风团:属风,红色风团属风热,白色者属风寒,深红、紫红为血热。

(5)结节:皮色红、疼痛为血瘀,皮色不变为气滞或痰核流注。红肿甚者为湿热。

(6)鳞屑:慢性、干性为血虚生风,油腻性为湿热。

(7)糜烂:渗液多者为湿热,有脓性分泌物为湿毒。

(8)结痂:脓痂为热毒,血痂为血热,浆痂为湿热。

(9)皲裂:多因血虚或风燥。冬季为寒盛,天热为风热。

(10)苔藓样变:又称肥厚,为脾虚湿盛或血虚风燥。

(11)溃疡:急性红肿者为热毒,肉芽水肿为湿盛(阴湿),慢性溃疡伤面黯晦者为血虚。

(12)色沉:又称色素沉着,为气血不和或肝肾阴虚所致。

2. 自觉症状辨证

(1)痒:风、湿、热、虫等因素客于肌表所致,也有血虚生风(内风)。

1)风痒:遍体作痒,时休时作,走窜不定,皮损多为干性血痂。如瘙痒症。

2)湿痒:有水疱、糜烂、渗液,浸淫四窜,缠绵不断,瘙痒局限,脉滑,苔白腻。如急性湿疹。

3)热痒:皮肤潮红、肿胀、灼热,痒痛相间,搔破化脓,舌质红,脉滑。如细菌性湿疹。

4)血虚:泛发全身,干燥脱屑,肥厚角化,舌质淡有齿痕,脉细缓。如老年瘙痒症。

5)虫痒:浸淫蔓延,黄水频流,如虫行皮中,如疥疮、虫咬皮炎等。

(2)疼痛:痛则不通,不通则痛。疼痛主要因营卫不和,脉络阻塞,气血不通。根据疼痛的类型不同,一般为痛在表浅为轻痛,痛达深处为重痛。痛时喜按为虚痛,痛时拒按为实痛。皮色不变多为酸痛。遇寒加剧,得热痛减为寒痛;皮色焮赤,遇冷痛减为热痛。痛有定处为血瘀,痛无定处为气滞。如带状疱疹等。

(3)皮肤发烫,灼热感:表示病变急性,有火毒之邪存在。如丹毒。

(4)麻木:比较少见,为气血不畅,气虚则麻,血虚则木。也有气血不通,肌肤坏死的麻木。如麻风病等。

3. 皮肤疾病与经络归经关系

(1)辨病灶所属部位归经:临床上用引经药物等可取得一定效果。如清上焦肺热用黄芩,下焦湿热用黄柏,肝胆湿热用龙胆草等。又如面部皮疹用清肺胃之药等。一般为:头部→督脉,面部、眼睑→胃经,鼻→肺经,口腔和牙齿→心脾二经,颈项→膀胱经,耳前→肝经,耳道→肾经,颈、胸、胁→肝经,乳房→胃经,乳头→肝经,二阴→肝经。

(2)病灶所属脏腑:躯干、胸→心,臂→肺,髀→脾,腋→肝,腰→肾,四肢外侧→肺,四肢内侧→心,腘部→肾。

(3)辨患部与病邪特性的关系:人体上部→风邪,风湿,风热。人体中部→气火,气郁,火郁。人体下部→湿邪,湿热,寒湿。伸侧阳面→风邪,屈侧阴面→湿邪。深部→寒邪,浅表→热邪。如接触性皮炎上部者用祛风清热法治之,下部者用清热利湿方法。

4. 八纲辨证与皮肤病 即辨皮肤病性质,简单讲表证、热证、实证、阳证多为急性,泛发性,变化快,瘙痒明显,皮损焮红,灼热,疼痛,伴口干,口渴,小便短赤,大便秘结,烦躁发热,脉浮或滑数,舌质红或舌尖红,苔黄腻或白腻等。

里证、寒证、虚证、阴证多为慢性,浸润性肥厚或病变深在,自觉症状轻,皮损色淡,隐痛或不痛,有口淡,不思饮食,口黏,小便清长,大便稀薄不成形或前干后稀等。

5. 卫气营血辨证与皮肤病　卫气营血辨证常用于温病,代表疾病层次及疾病的程度,皮肤病伴有全身症状明显者也可用此方法辨证。但临床上不一定将卫、气、营、血四个阶段分得很清,往往分卫气及营血两个阶段进行辨证,卫气营血的传变也不一定是顺序进行,也有卫分直接到血分者。

(1)卫分:外感温热病在最初1~2天的阶段,主要为发热,怕冷,头痛,口渴,脉浮数,苔薄白。皮肤病中如药物性皮炎、恶性大疱性多形红斑等。

(2)气分:卫气病不解,向里传变,卫气不显,主症发热不恶寒,但恶热,汗出,气粗,口渴思饮,尿赤便干,苔黄燥或灰黑起刺,脉沉数。如过敏性皮炎、药疹等。

(3)营分:由于气分邪热不解,阴液亏耗,病邪传入营分,主症高热不退,夜间尤甚,心烦不寐,严重者神昏谵语,口干不欲饮,脉细数,舌质红绛,皮肤潮红、水肿,起脓疱等。如严重药疹、系统性红斑狼疮等。

(4)血分:营分不解,主症为除营分证外,常有出血症状,如吐血、便血、瘀斑,舌质绛红,脉数。如重型药疹、系统性红斑狼疮、恶性大疱性多形红斑等。

6. 气血辨证与皮肤病

(1)气的辨证

1)气虚:全身疲倦,音低,气短,自汗,脉细无力,病程长,伤元气,脏腑功能衰退,舌胖,边有齿痕,脉细。如慢性荨麻疹、系统性红斑狼疮等。

2)气滞:疼痛、发胀、斑块等,疼痛时轻时重,或部位不固定,如结节、斑块、肿痛呈正常皮色。如结节性红斑等。

(2)血的辨证

1)血虚:面色淡白无华萎黄,头晕眼花,舌质淡,脉细数,心悸怔忡,失眠,手足麻木,皮损肥厚粗糙,干燥脱屑,皲裂血痂,指甲脆裂,毛发枯干。如慢性顽固性瘙痒性皮肤病、脱发等。

2)血瘀:疼痛部位固定,肤色紫黯,皮下结节,皮下血肿、紫癜,舌质紫黯有瘀点等。如结节性血管炎、关节性紫癜、硬红斑等。

3)血热:表现为出血,便血、尿血、呕血、咯血、衄血,皮下瘀斑,伴月经过多、血色鲜红,心烦口渴,舌红脉数,皮损鲜红、分布广泛、病情急,结节、肿块有热痛感觉,如过敏性紫癜、药疹、泛发性皮炎等。

7. 脏腑辨证与皮肤病

(1)心

1)心阴虚:主症为心悸而烦,失眠多梦,头昏健忘,盗汗,口干颧红,舌质红,脉细数或细弱。皮肤病发生或加剧常与精神有关者,如神经功能性皮肤病,皮肤作痒时限不定,病程慢性,舌尖红刺、碎痛,口腔糜烂或溃疡,如慢性荨麻疹、多汗症、复发性口腔溃疡等。

2)心阳虚:主症为心慌气短或气喘,心胸闷痛,形寒怕冷,面浮肢肿,面㿠,指青紫,伴肢端动脉痉挛,出汗少或汗闭,舌淡白,时有紫色,皮肤有条索状损害、结节,皮肤稍硬,脉细而无力。如寒冷性荨麻疹、硬皮病等。

3)心火旺:烦热不安,失眠梦多,面红目赤,口干口苦,口舌糜烂,溃疡肿痛,舌红质绛,苔黄,尿赤灼热,瘙痒在夜晚或心烦时加剧,皮疹多呈红色,分布广泛,触之灼热或呈化脓性皮疹,病情急,伴高热等。如急性泛发性皮肤病、药疹、丹毒、疖肿等。

(2)肝

1)肝气郁结:皮肤病的发生与抑郁或急躁有关,伴月经不调或痛经,病变多见于肝经走向之处如胁肋部,皮肤损害为结节、肿块或疼痛,多为胀痛。如带状疱疹后遗神经痛、结节性血管炎、色素性皮肤病、拔毛癖等。

2)肝火旺:易怒急躁,目赤肿痛,皮损呈大片红斑,局部灼痛等。如颜面丹毒、带状疱疹等。

3)肝血虚:肝血不足为眩晕、眼干涩、目糊、肢麻、关节不利等。皮损表现为脱屑、干燥、粗糙肥厚、苔藓样变、抓痕。如慢性顽固性银屑病、口眼生殖器三联症、扁平苔藓、鱼鳞病等。

(3)脾

1)脾气虚:脾气虚为脾失健运,脾胃虚弱,如面色萎黄,疲乏无力,食欲差,皮损表现为水疱、糜烂、渗液、水肿、萎缩。如口角炎、阴囊炎等。

2)脾血虚:为脾不统血,可见出血症状,如尿血、吐血、皮下出血等,并见面色苍白萎黄,神疲乏力,心悸气短,眩晕,月经多。如出血性皮肤病、梅毒溃破渗血等。

(4)肺

1)肺气虚:气短,动则气促,语音无力,疲乏面㿠,畏寒。如慢性荨麻疹,受冷即发,又如血管神经性水肿者眼睑或下肢浮肿等。

2)肺阴虚:午后潮热,咳而少痰,盗汗,发枯易落,面颊色红,紫癜。如脂溢性脱发、系统性红斑狼疮等。

3)肺热:皮损多见于面部、鼻部、胸前。如酒渣鼻、痤疮、脂溢性皮炎、面部红斑狼疮等。

(5)肾

1)肾阴虚:见眩晕,耳鸣,咽干,升火,烘热,五心烦热,唇燥腰酸,遗精盗汗,尿赤便干,皮损为面颊红斑或色黑等。如系统性红斑狼疮、色素性皮肤病等。

2)肾阳虚:精神委靡,畏寒肢冷,耳鸣腰酸,滑精阳痿,尿清长,便溏薄,皮肤呈黑色、棕褐色,局部温度低。如雷诺症、硬皮病、系统性红斑狼疮、色素性皮肤病等。

气血脏腑辨证之我见:①凡急性泛发性皮肤病与心火过盛、肝胆湿热及血热有关;②凡慢性顽固性皮肤病与脾虚湿盛、肝肾阴虚、血虚生风、血燥生风有关;③结节性皮肤病与气滞血瘀、气血凝滞有关;④凡色素性皮肤病与肾阴虚或肾阳虚或肝郁气滞、气血不和等有关;⑤凡神经性功能障碍性皮肤病与心脾两虚、心肾不足有关;⑥痤疮、酒渣鼻等颜面皮肤病之皮肤红斑与脾胃蕴热有关;⑦出血性疾病与血热迫血妄行及脾不统血有关;⑧营养缺乏性皮肤病与脾胃虚弱有关;⑨先天性皮肤病与肾精虚损有关。

8. 辨证与辨病　以中医辨证结合西医诊断及病因着手。目前随着中西医结合工作的开展,不断出现一些辨病的经验方,在临床应用较为方便,也是中西医结合工作的方法应用之一。

二、内治疗法

皮肤病的内治主要是以"皮损"为主的辨证疗法,国内古今均以此作为内服药的主要原则之一。现选择最常用的六种疗法简介如后。

(一)祛风止痒疗法

根据临床风寒、风热分型,祛风止痒法也分为辛温解表及辛凉解表两种。一般急性皮肤病,以风团、丘疹、瘙痒为主的,以辛凉解表,祛风止痒法为主;皮肤损害色淡或色白,遇冷即发的,以辛温解表,散风止痒治之。此外,治风先治血,血行风自灭,血燥生风引起者则搜风养血,润燥止痒。

1. 辛凉解表,祛风止痒(风热型)

【适应证】发热畏寒,口渴咽痛,便硬尿赤,脉浮数,舌质红,苔黄白。皮损色红,遇热而发,游走不定,瘙痒无度。如急性荨麻疹、湿疹、瘙痒症、泛发性神经性皮炎等。

【常用药物】蝉衣、浮萍、牛蒡子、桑叶、菊花、薄荷等。

【常用处方】

(1)清风散加减:防风9g,荆芥9g,生地12g,苦参12g,苍术9g,牛蒡9g,知母6g,石膏18g,蝉衣9g,制大黄9g,生草5g。

(2)荆防汤加味:荆芥9g,牛蒡9g,桑叶9g,白鲜皮9g,浮萍9g,蝉衣6g,薄荷3g,生地15g,丹皮9g,甘草3g。

2. 辛温解表,散风止痒(风寒型)

【适应证】口不渴,无发热,但恶寒,大便不干,脉浮缓,舌质淡苔白。皮肤损害色淡或色白,遇冷即发。如寒冷性荨麻疹、冬季瘙痒症等。

【常用药物】麻黄、桂枝、生姜、羌活、防风、荆芥等。

【常用处方】

(1)麻黄汤加味:麻黄6g,杏仁3g,浮萍9g,防风9g,荆芥6g,白鲜皮15g,陈皮6g,蝉衣6g,生姜皮6g,威灵仙12g,杏仁6g。

(2)桂枝汤加减:桂枝4.5g,麻黄4.5g,白芍4g,制川乌6g,姜皮3g,羌独活各5g,炙甘草3g,红枣5只。

3. 搜风养血,润燥止痒(血燥血虚型)

【适应证】顽固性瘙痒或慢性皮肤病。

【常用药物】全蝎、僵蚕、乌梢蛇、白花蛇、蛇蜕等。

疏风止痒:刺蒺藜、威灵仙等。

除湿止痒:苍耳子、豨莶草、苦参、防己等。

清热凉血:牡丹皮、赤芍、生地等。

养血活血:当归、川芎、鸡血藤、白芍、熟地、夜交藤等。

【常用处方】

(1)全虫方:全虫6g,乌梢蛇9g,皂刺12g,刺蒺藜15g,威灵仙12g,白鲜皮15g,当归9g。

(2)养血润肌饮加减:生熟地各9g,当归9g,天冬9g,麦冬9g,桃仁6g,花粉9g,升麻9g,玉竹9g,黄芩9g,瘙痒剧烈加白鲜皮15g,刺蒺藜15g。

(3)养血祛风止痒汤:当归9g,夜交藤15g,苦参12g,防风12g,白鲜皮15g,刺蒺藜15g,珍珠母15g。

(二)清热解毒凉血疗法

由于火热之毒而致皮肤病者,中医多用热则寒之疗法,皮肤科常用清热解毒及清热凉血法。

1. 清热解毒法

【适应证】皮肤焮红灼热,作痒作痛、脓疱、水疱,伴身热、口渴、尿赤,舌质红、苔黄,脉数。如脓疱疮、疖病、毛囊炎等。

【常用药物】银花、连翘、蒲公英、地丁草、赤芍、黄芩、黄柏、黄连、紫草、野菊、马齿苋、大青叶、败酱草等。

【常用处方】

(1)五味消毒饮:银花、野菊、地丁草、蒲公英各15g,天葵子9g。

(2)仙方活命饮:穿山甲9g,皂角刺9g,归尾6g,银花6g,赤芍9g,乳没各4.5g,花粉9g,防风6g,贝母6g,白芷6g,陈皮6g,甘草6g。

(3)黄连解毒汤:黄连6g,黄芩、黄柏、山栀各9g。

(4)扶正消毒饮:黄芪9g,当归9g,野菊9g,双花12g,蒲公英15g,地丁草15g,连翘12g。

2. 清热凉血法

【适应证】皮肤潮红、灼热红赤、紫癜、血疱,发热,心烦,尿赤便干,口唇干燥,舌质红、苔黄腻,脉浮滑。如急性皮炎、湿疹、药疹、过敏性紫癜、大疱性皮肤病、剥脱性皮炎等。

【常用药物】生石膏、生玳瑁、犀角、白茅根、紫草根、生地、牡丹皮、赤芍、大青叶、金银花、连翘、知母、紫草、竹叶等。

【常用处方】

(1)白虎汤:石膏30g,知母15g,甘草15g,粳米30g。适用于药疹高热、系统性红斑狼疮等。

(2)龙胆泻肝汤:龙胆草9g,黄芩9g,连翘15g,山栀9g,丹皮9g,生地9g,车前子12g,泽泻9g,木通9g,甘草9g。适用于急性湿疹、带状疱疹等。

(3)清瘟败毒饮:生石膏30g,知母9g,生地15g,连翘9g,黄连6g,栀子9g,丹皮9g,黄芩9g,赤芍15g,元参15g,淡竹叶9g,水牛角0.6g,生甘草6g。适用于系统性红斑狼疮、药疹、多形红斑等。

(4)清热解毒汤:生地15g,赤芍12g,丹皮9g,银花12g,连翘9g,生山栀9g,茯苓12g,车前子12g,制军9g。适用于轻型药疹、接触性皮炎、湿疹等。

(三)除湿利水疗法

多用于外湿及内湿性皮肤病。外湿是风寒侵肌,水湿停留;内湿为脾阳不振,不能化气化水而致水湿泛滥。

【适应证】丘疹水疱、腐烂渗脂,瘙痒极甚,搔抓后可见黄水淋漓、味腥而黏,便干尿黄,舌红苔黄或腻,脉滑濡。如急性湿疹皮炎、天疱疮、糜烂性药疹等。一般上焦宜化,中焦宜燥,下焦宜利,寒湿宜温化,湿热宜清利,内湿多用健脾之法。

【常用药物】苍术、厚朴、陈皮、藿香、草薢、茯苓、车前子、茵陈、薏苡仁、防己、萹蓄、木通、苦参等。

【常用处方】

(1)龙胆泻肝汤:见前节。

(2)除湿胃苓汤(平胃散合五苓散加减):苍术9g,厚朴9g,茯苓12g,泽泻9g,陈皮9g,猪苓9g,枳实或枳壳9g,黄柏9g。痒剧加白鲜皮12g、苦参15g。

(3)草薢渗湿汤:草薢12g,苡仁9g,黄柏12g,赤苓9g,丹皮9g,泽泻12g,滑石9g,甘草6g。

(4)实脾饮加减:白术9g,厚朴9g,姜皮9g,茯苓12g,大腹皮9g,陈皮9g,车前子 12g,桂枝 9g,草果 6g。畏寒严重加附子,脾胃寒湿应温化。

注意,利湿法易伤阴,阴虚津液亏损者一般不用。

(四)活血化瘀,消痰软坚疗法

用于经络阻遏,气血瘀滞之皮肤病。

【适应证】皮色黯红不退,瘀斑、皮下结节,浸润肿块,皮肤肥厚角化,舌质紫红,瘀点,脉细涩。适用于结节性红斑、血管炎、硬红斑、结节性痒疹、淋巴结核等。

【常用药物】桃仁、红花、三棱、莪术、赤芍、丹参、僵蚕、土鳖虫、乳香、没药、鬼箭羽、鸡血藤、益母草、苏木、夏枯草、海藻、昆布、土贝母、生牡蛎、海浮石、大黄等。

【常用处方】

(1)桃红四物汤:当归 9g,白芍 6g,熟地 6g,红花 9g。适用于跖疣等。

(2)散结方:当归 9g,赤芍 6g,桃仁 12g,红花 9g,醋棱莪各 9g,醋海藻 9g,乳没各 4.5g,炙地龙 9g,大青叶 15g,赤小豆 18g。适用于小腿结节等。

(3)活血软坚汤:苏木 9g,红花 9g,赤芍 9g,桃仁 9g,三棱 9g,莪术 9g,鬼箭羽 15g,木香 6g,陈皮 6g。适用于结节性红斑等。

(五)温经散寒疗法

温经散寒疗法多用阳气衰微、寒凝气滞之皮肤病。

【适应证】四肢厥冷,皮肤冷硬,伤口破溃久不愈合,舌淡苔薄,脉浮,便稀,尿清。如硬皮病、雷诺症、慢性溃疡、多形性红斑、冻疮等。

【常用药物】细辛、炮姜、桂枝、肉桂、附子、鹿角、麻黄、白芥子、补骨脂、细辛等。

【常用处方】

(1)当归四逆汤加减:熟地 12g,白芥子 9g,肉桂 3g(或桂枝 9g),炮姜 6g,麻黄 6g,鹿角胶 9g,当归 9g。

(2)附子理中汤:附子 9g,人参(党参)12g,干姜 6g,炙甘草 6g。

(3)硬皮病方:桂枝 4.5g,制川草乌各 9g,红花 9g,当归 9g,郁金 6g,丹参 9g,威灵仙 12g。适用于局限性硬皮病。

(4)硬皮汤:麻黄 3g,熟地 12g,鹿角片 9g,炙黄芪 15g,当归 9g,赤芍 9g,羌独活各 4.5g,威灵仙 9g,制川乌 4.5g,细辛 3g。肾阳不足加巴戟肉 9g、肉苁蓉 9g、菟丝子 9g、仙茅 9g、淫羊藿 9g,气血不畅加川芎 4.5g、红花 9g、王不留行 9g。适用于系统性硬皮病。

(六)调补气血,补阴助阳疗法

调补气血,补阴助阳疗法多用于皮肤病伴全身症状及病程长气血消耗者。

1. 补气法

【适应证】气虚病者,见全身疲倦,气短自汗,脉细无力。元气不足,脏腑衰弱,舌胖脉细,皮疹淡红,散在分布,痒痛不定,皮损难消。如红斑狼疮、慢性荨麻疹等。

【常用药物】人参、党参、太子参、甘草、白术、怀山药等。

【常用处方】

(1)参苓术草汤(四君子汤):党参(人参)9g,白术9g,茯苓9g,甘草3g。

(2)补中益气汤:黄芪9g,党参9g,白术9g,甘草3g,当归9g,陈皮9g,柴胡9g。

(3)玉屏风散加减:黄芪6g,防风6g,白术9g。

(4)固卫祛风汤:麻黄3g,桂枝9g,荆芥9g,防风6g,白芍6g,白术6g,羌独活各6g,生姜3片,僵蚕3g。

(3)(4)处方能益气固表,适用于久病体虚,气血不足,表虚不固,易患上感、皮疹反复发作者。如慢性荨麻疹、老年瘙痒症等。

2. 补血法

【适应证】血虚病者,见面色无华,头晕眼花,心悸胸闷,舌淡脉数,皮疹色淡,皮毛干枯。如瘙痒症、脱发症等。

【常用药物】当归、熟地、白芍、龙眼肉、阿胶、紫河车等。

【常用处方】

(1)四物汤:当归9g,白芍9g,熟地9g,川芎9g。

(2)八珍汤:四物汤加四君子汤。据气为血帅、血为气母之意,补气补血药共用之。

3. 补阴法

【适应证】形瘦憔悴,骨蒸潮红,五心烦热,口干心烦,溲黄便干,舌光无苔,脉细数,皮损散在,久存难退。多见于热病后伤阴及素体阴虚,如药疹、系统性红斑狼疮等。

【常用药物】沙参、玄参、天麦冬、石斛、玉竹、枸杞子、女贞、旱莲、何首乌、桑寄生、山萸肉、龟板、鳖甲等。

【常用处方】

(1)六味地黄丸:熟地12g,山萸肉9g,山药9g,茯苓9g,丹皮9g,泽泻9g。

(2)大补阴丸(中成药)。

4. 助阳法

【适应证】面色㿠白,怕冷、头晕、耳鸣,舌质淡白,边有齿痕,脉沉细,皮损多形,不痛不痒。多见于系统性红斑狼疮后期等。

【常用药物】仙茅、淫羊藿、菟丝子、肉苁蓉、补骨脂、锁阳、附子、巴戟天、鹿茸、狗脊、川断等。

【常用处方】

(1)右归丸:菟丝子9g,杜仲9g,鹿角胶9g,制附子9g,当归9g,熟地9g,山药

6g,枸杞子6g,山萸肉9g,肉桂3g。

(2)补肾强身片(中成药)。

以上内治疗法不是孤立的,而是有机联系的,疾病在矛盾中转化,所以在临床中要根据实际病况而有所变化,故在各论中对每种疾病的病理、症状等均有具体的论述,使证治统一,即辨证施治,灵活掌握,皮肤科医师一定要掌握好辨病与辨证、施治与方药的基本功,才能取得较为理想的疗效。

第二章　中药内服加减法经验传真

一、重要意义

皮肤病的中药内服制剂是按"理、法、方、药"程序进行配制的。笔者在辨证论治的指导原则下,在论治中做了详细的总结,对古方论治、新方论治、成药论治、随证论治做过述要。但在皮肤科临床中,内服中药的加减法亦相当重要,体现在:①可以增加"主方"的药效;②可以减少"主方"的用量及次数或疗程;③可以减低"主方"的毒副作用;④可以调和"主方"的口感,使患者及儿童更容易接受。加减法也称"化裁"。

二、经验略述

根据笔者半个世纪的临诊用药,加减法可以概括如图,并加以略说及举要。

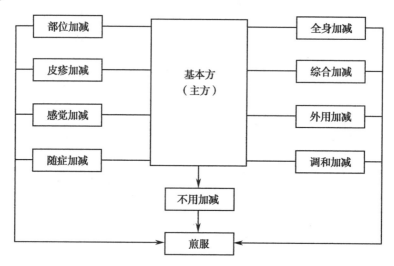

皮肤病中药内服加减法示意图

1. 不用加减法

【方例】银屑病汤

主方:双花、大青叶各15g,当归、丹参各12g,生地、茯苓各10g,丹皮、紫草各6g,荆芥、白鲜皮各3g。

加减:无需加减。

方治:寻常性银屑病。

用法:每天1剂,水煎口服,2个月为1个疗程。

注:主方简明,有凉血活血作用,无需加减。

2. 部位加减法

【方例】疱疹祛痛汤

主方:玄参、二花、生地、元胡、麦冬、当归、甘草各15g,乳香、没药各6g。

加减:发于头面部者加川芎,躯干者加郁金、川楝子、香附,上肢者加姜黄,下肢者加牛膝,额部者加丹参、肉桂、川连,左颊部者加柴胡、白蒺藜,右颊部者加桑白皮、杏仁等。

主治:带状疱疹后遗神经痛。

用法:每日1剂,水煎口服,早晚各1次,10天为1个疗程。

注:主方有解毒止痛作用,故加入引经部位药物,提高该方疗效。

3. 皮疹加减法

【方例】经期祛痘汤

主方:赤芍、白芍、女贞子、旱莲草各12g,菊花、生麦芽、丹参各10g,牡丹皮、栀子、柴胡、香附各9g,当归、薄荷、白芷、甘草各6g。

加减:皮疹色红微痒者加蝉蜕;有脓疱结节者加蒲公英、连翘、夏枯草;有结节、囊肿及瘢痕者加丹参、郁金、红花;有色素沉着者加当归、甘草等。

主治:经前期痤疮。

用法:每日1剂,水煎服。于每月月经干净后第3日开始口服,连用12天,3个月经周期为1个疗程。

注:皮疹加减法为皮科最常用者,如皮疹红润者需加黄柏、苦参,鳞屑增厚者需加桃仁、红花,渗液者需加车前子、茯苓,红肿者需加黄连、紫草等。

4. 感觉加减法

【方例】玫瑰汤

主方:大青叶、板蓝根、白茅根各30g,金银花、槐花、鸡血藤各20g,生地黄、牡丹皮、赤芍各15g,紫草、茜草、防风各10g。

加减:痒剧加刺蒺藜、苦参,咽痛加玄参,口渴加天花粉,病久加首乌藤。

主治:玫瑰糠疹。

用法:每日1剂,煎煮口服,7天为1个疗程。

注:皮损自觉症状很多,如痒、痛、麻等。其中瘙痒者最多,可加地肤子、苦参、僵蚕、刺蒺藜等;疼痛者加用乳香、没药。如在带状疱疹后遗神经痛时,因部位不同又加药有异:头痛者加川芎、蜈蚣;躯干痛者加延胡索、香附;四肢痛者加姜黄、川牛膝等。

5. 随症加减法

【方例】皮炎汤

主方:杏仁、薏苡仁、半夏各 10g,金银花、厚朴、竹叶、汉防己、紫草各 9g,茵陈、土茯苓、滑石各 20g,通草 6g。

加减:痒甚者加地肤子、僵蚕、刺蒺藜;热者加桑皮、牡丹皮、地骨皮、白鲜皮;湿者加冬瓜皮、茯苓皮、大腹皮等。

主治:接触性皮炎。

用法:每日 1 剂,水煎顿服,5 天为 1 个疗程。

注:"随症加减"是许多方剂中的解说,这是对有一定经验的医者而言。说明该方临用时,随皮疹等证候而加减或重用、少用某些药物。

6. 全身加减法

【方例】归地十皮汤

主方:当归、熟地、五加皮、桑皮、地骨皮、丹皮、陈皮、冬瓜皮、茯苓皮、白鲜皮、大腹皮各 15g,干姜皮、蝉衣各 10g。

加减:寒重者重用姜皮、陈皮;热重者重用桑皮、牡丹皮;湿重者重用冬瓜皮、茯苓皮;风重者重用五加皮、蝉衣及防风;痒重者加地肤子、苦参;有寄生虫者加槟榔、乌梅。

主治:慢性荨麻疹。

用法:每日 1 剂,水煎口服。

注:皮肤病多数与全身证候相互关联,有经验的医者,除辨证皮损以外,亦重视病家全身辨证,使局部与全体相统一,故加减后此方效必更佳。

7. 综合加减法

【方例】消痤灵汤

主方:桑白皮、地骨皮各 15g,黄芩、知母、麦冬、五味子各 10g,桔梗 6g。

加减:①中草药:热重者加公英、山栀、黄连;便干者加大黄、生石膏;油溢者加山栀、山楂;硬结者加夏枯草、浙贝母;经乱者加益母草、当归;②中成药:丹参酮胶囊,口服每日 3 次,每次 4 粒,外用玫芦消痤膏,每日 3 次,或外用姜黄消痤搽剂。

主治:寻常性痤疮。

用法:每日 1 剂,煎煮口服,15 天为 1 个疗程。同时配用中成药内用及外搽。

注:除主方加减外,配合中成药同用,也是目前综合疗法中的一种,疗效亦可。

8. 外用加减法

【方例】湿疹宁汤

主方:金银花、白鲜皮、泽泻、生地黄、徐长卿各15g,防风、蝉蜕、苦参各12g,土茯苓30g,甘草6g。

加减:同时外用湿疹宁外洗液,芥穗、防风、百部、苦参、蛇床子、地肤子、黄柏各20g,甘草30g,五倍子10g。煎煮2次后药汁合并,浓缩为500ml左右,可冷敷、外洗、外搽病处,每日3~5次。

主治:湿疹。

用法:内服、外用同用。

注:皮肤病治疗中,现时内服再加外用疗法极多,甚至外用西药亦可。如许多资料中除介绍内服中药方剂外,加用西药外用:湿疹外用丁酸氢化考的松乳膏,婴儿湿疹外用丁苯羟酸乳膏,表浅真菌病伴湿疹外用曲安奈德益康唑乳膏,冻疮外用肝素钠乳膏等。

9. 调和加减法

主方:去鳞汤

主治:全当归、粉川芎各10g,赤白芍各6g,制首乌10g,大熟地10g,生党参10g,生白术10g,炒荆芥4g,地肤子10g,生甘草3g。

加减:本方煎服后,可饮少量蜂蜜或胡萝卜浓汁。

主治:鱼鳞病。

用法:每日1剂,煎服,可用30~40剂。

注:有些基本方可加入甘草以和中,有些药物可用开水冲泡代茶饮,有些方剂中可加入葱、姜、糖、酒、蜜等。均可调和制剂,增强药效,改善口感,方便服用,如食疗中一些药物放入米粥、面汤、食品中,例如"婴儿湿疹粥"疗效特佳。

三、讨论

本文是临床中的一点经验杂谈,仅供参考。在运用"加减法"中,要注意以下几点:①"加减法"是指主方(基本方)确定后,根据病症而加减或重用、减少一些辅助药物。广义者已被西医学所扩展,除主方(基本方)外,并用其他内用(中西药物)及外用(中西药物)药物,目前很多论著中已广泛表明,也有算为"中西医结合"的早期探讨。②明确目的:如带状疱疹中加减法主要指"部位"及"疼痛";湿疹中加减法主要指"皮疹"(急性、亚急性、慢性);药物性皮炎中加减法主要指"全身"证候;系统性红斑狼疮中加减法主要指"综合"证候,如中西药物同用等。③限制数量:加减法药物种类以1~3味为佳,其中1味最好,做到少而精。④严禁超量:加入单味药物,宜在正常使用量范围之内,不能大剂量用药。⑤动态加减:病证早期、中期、晚期均在变化,加减药物亦随症而论治,不能停留或局限一种加减定局,这样"辨证论治"中的加减法方能做到得心应手,收效佳显。

第三章　中药内服引经药应用技巧

一、概念

中医学在中草药内用时,常常使用"引经药",而皮肤病的发病部位不同,"引经药"更显得重要。"引经药"是中国医学特有的思路,又常称为"药引子",即药物的引导,可带领药物进入病变部位,起到向导作用而增强疗效。

二、按经络用药

皮肤病虽系外证,见于体表,然与脏腑经络有关,故可视皮损部位属于何经而分经选用"引经药"。现将经络与引经药简介如下:手太阳—藁本、黄柏;足太阳—羌活;手阳明—升麻、石膏、白芷;足阳明—白芷、升麻、石膏、葛根;手少阳—柴胡、连翘、地骨皮(上)、青皮(下)、附子(下);足少阳—柴胡、青皮;手太阴-桔梗、升麻、白芷、葱白;足太阴—升麻、苍术、葛根;足厥阴—柴胡、青皮、川芎、茱萸、牛膝;手少阴—黄连、细辛;足少阴—独活、知母、细辛、肉桂。

【例1】头皮脂溢性皮炎伴毛囊炎;处方用普济消毒饮。

方解:牛蒡子、薄荷、升麻、柴胡疏风散热,连翘、板蓝根、马勃、黄芩、黄连、元参清热降水,僵蚕化痰消肿,桔梗(药引子)载诸药上浮。

【例2】下肢静脉曲张性溃疡;处方用三妙丸。

方解:苍术健脾燥湿,黄柏清热利湿,生牛膝(药引子)引药下行。

三、按部位用药

初学者亦可按皮损部位加用"药引子":头部—藁本、川芎;面部—菊花;头面部—白芷、升麻、桔梗;躯干部—柴胡;上肢—桑枝、羌活、桂枝、姜黄;下肢—牛膝、木瓜、独活;颈部以上—白芷、柴胡、川芎;腰部—杜仲、川断;胸腹部—桔梗、杜仲;胸部—厚朴;阴囊与耳轮—龙胆草。

【举例】带状疱疹:处方用四妙勇安汤。药用玄参、白芍、太子参、延胡索、金银花各15g,生甘草5g,当归10g,有清热解毒、消肿止痛作用。而根据发疹部位不同,可加"药引子":头面部者加白芷10g,躯干部者加柴胡10g,上肢者加桑枝10g,下肢者加牛膝10g。

四、按成药用药

服用中成药时亦可用药引送服,其效更佳。常用的"药引子"为米汤、藕汁、黄酒、姜汤、盐汤、茶汤、葱白汤、大枣汤、蜂蜜水等。如①米汤:能保护胃气,多与补气健脾类中成药同用,如送服人参养荣丸治疗脱发;②藕汁:能清热止血,多与止血类中成药同用,如送服云南白药治疗紫癜类皮肤病;③黄酒:能舒筋止痛,多与治疗瘀血损痛类中成药同用,如送服大小活络丸、木瓜丸治疗结节性红斑;④姜汤:能散寒止痛,多与健脾止痛类中成药同用,如送服荆防败毒散治疗溃破型冻疮;⑤盐汤:能滋肾散结,多与清热软坚类中成药同用,如送服地黄丸治疗色斑;⑥茶汤:能清热利湿,多与清热类中成药同用,如送服黄连上清丸治疗单纯疱疹;⑦葱白汤:能散风解表,多与风寒类中成药同用,如送服荆防败毒散治疗寒冷型荨麻疹。

五、结语

中医学以整体观念为特点。中医认为不同的药物可以进入人体不同的部位与经络,故称为归经。"引经药"又被称为"药引子"意思是引药入经,如菊花入肝经,地黄入肾经,白术入脾经。中医经典对"药引子"的定义是"引领诸药,直达病所"。所以在皮肤病中草药及中成药临床应用时,应注意"引经药"的应用方法,如升麻和桔梗擅长上行,皮损在头、胸、腹部发生时,在方中可加入这两种"药引子"以便"载药上行";反之,牛膝擅长下行,皮损在腿部及足部时,可加"药引子"牛膝。有人比喻"药引子"是"先遣",引领药物扫平"巢穴"。总之皮科工作者应重视中医的"引经药"方能增强药物的疗效。

第四章　中药外用基本法则

一、主要作用

皮肤病的中药外用疗法是临床治疗学的重要组成部分。我们学习皮肤病的证治必定要掌握这个治疗武器,特别是近年来中药制剂的飞速发展及广泛应用,使皮肤病的疗效有不同程度的提高。

中药外用的作用主要是两个方面:一是对症疗法,可以解决病人的痒痛及皮损消退;二是病因疗法,如真菌病、细菌病、病毒病等采用抗真菌、抗细菌、抗病毒等中药外用,多可获愈。因此中药外用在皮肤科治疗学上,占有重要地位。

二、基本知识

(一)外用药物剂型及组成(如下表)

剂型	主要基质及其组成	作用	适应证	用法	注意事项
1. 粉剂（散剂）	矿物性: 氧化锌10%～20% 滑石粉70% }加药物 植物性: 淀粉10%～20%	干燥、保护及散热	急性或亚急性皮炎而无渗液	每日多次	1. 一般不用于表皮糜烂及渗液处; 2. 不宜用于口腔附近及毛发部位
2. 水溶剂(溶液剂)	溶于 药物———→水	散热、消炎及清洁等	急性皮炎伴有大量渗出液或脓性分泌物	湿敷:取4～6层纱布浸湿溶液,以不滴水为度,紧贴患处或以绷带固定,日换数次或连续湿敷	1. 经常保持纱布潮湿和创面清洁; 2. 大面积湿敷时,药物浓度要低
3. 水粉剂（洗剂）	炉甘石 氧化锌 }20%～40% 滑石粉 加水加药物	散热、消炎、干燥、保护及止痒等	1. 急性皮炎而无渗出液; 2. 瘙痒症	每日多次	1. 用时充分摇匀; 2. 冷天少用; 3. 毛发部位不宜用

20

续表

剂型	主要基质及其组成	作用	适应证	用法	注意事项
4. 乳剂	脂:油包水即油为连续相,水为分散相 霜:水包油即水为连续相,油为分散相 }加药物	润滑、软化痂皮,消炎、保护及止痒等	1. 亚急性或慢性皮炎; 2. 瘙痒症	每日 2～3 次	1. 少数患者可能对乳化剂过敏; 2. 以加入中性药物为主
5. 糊剂	粉剂(25%～50%)+软膏基质	消炎、保护及轻度干燥等,对皮肤穿透性比软膏弱	亚急性皮炎伴有少量渗液	每日 2 次	1. 换药时先用油类把原有糊剂擦去,不可用水洗; 2. 毛发部位不宜用
6. 软膏	凡士林70% 羊毛脂30% }加药物	同乳剂但穿透皮肤作用强	1. 慢性湿疹; 2. 溃疡	每日 2 次	急性皮炎不能用
7. 酊剂(搽剂)	药物──溶于──→酒精	消炎、杀菌及止痒等	1. 慢性皮炎; 2. 瘙痒症	每日 2～3 次	1. 不宜用于破损处; 2. 损害范围广及口腔附近、黏膜处不宜用
8. 油剂	植物油:花生油、蓖麻油等 动物油:鱼肝油 矿物油:液体石蜡 }加药物	软化痂皮、清洁、消炎保护及滋润创面	1. 亚急性皮炎伴厚结痂; 2. 糜烂、溃疡	每日 2 次	1. 用时充分摇匀; 2. 急性红肿时不宜用
9. 硬膏	黏着性基质如氧化铅、橡胶或树脂等＋药物	保护、消炎,使药物吸收可达深处,且作用持久	1. 慢性皮炎; 2. 疖肿等	每日或隔2～3天换1次	1. 使用前需加温软化; 2. 不要太热,以免烫伤皮肤; 3. 活动部位不宜用

续表

剂型	主要基质及其组成	作用	适应证	用法	注意事项
10. 涂膜	成膜材料： 羧甲基纤维素钠、玉米朊、干酪素、橡胶、聚乙烯醇 挥发性溶剂：乙醚、丙酮等｝加药物	药物能紧密接触皮肤，促进透入，且作用持久，保护，减少摩擦，防止感染	慢性皮炎	每日1次	1. 毛发和皱褶部不宜用； 2. 易挥发、易燃烧，宜放阴凉处并塞紧
11. 火棉胶	成膜材料由硝化纤维素配成	同上	胼胝鸡眼及疣等	每日1次	同上
12. 其他液状涂剂	（1）二甲基亚砜液（10%～70%）+药物 （2）丙二醇（30%～70%）+药物	溶解药物力强，使药物渗透性强	慢性皮炎	每日1次	初用低浓度
13. 膏药剂	药物+植物油+丹剂	作用持久	慢性苔藓化皮疹	3日1换	过敏者禁贴

（二）外用药物的作用举例（如下表）

分类	药名	浓度（%）	性能功用	举例
1. 温和保护剂	炉甘石	10～15	收敛	皮炎（丘疹）
	滑石粉	10～70	保护创面	同上
	氧化锌	20～50	保护创面，收敛	湿疹（腐烂）
	淀粉	10～25	保护创面	同上
	煅石膏	15～20	清热、收敛	同上
	松花粉	20～25	收敛	干扑用
2. 止痒剂	樟脑	1～5	止痒	皮炎湿疹
	薄荷	0.2～2	止痒	同上
	艾叶	5～10	祛风散寒，抗菌抗霉	瘙痒症
	苦参	5～10	祛风清热，抗菌抗霉	女阴瘙痒
	花椒	1～2	麻醉止痛作用	带状疱疹
	菊花	5～15	清热解毒、止痒止痛	脓皮病
	苍耳子	3～5	散风、祛湿、止痒	瘙痒症
	冰片	1～5	止痒清凉	瘙痒症

续表

分类	药名	浓度(%)	性能功用	举例
3. 杀菌剂	硼酸	3~4(溶液) 4~10(软膏)	消炎收敛	急性湿疹 慢性湿疹
	鱼石脂	10~30	活血消炎	神经性皮炎
	龙胆紫	1~2	收敛	表皮擦伤
	紫草	5~10	抗菌	脓皮病
	芙蓉	5~15	清热解毒,消肿排脓	疖病
	银花	5~10	广谱抗菌	脓疱疮
	青黛	10~30	清热凉血,解毒消炎	脓皮病
	黄柏	5~10	清热解毒	血管炎
	紫花地丁	5~10	散热化瘀	脓皮病
4. 抗霉剂	硫黄	5~10	杀菌杀虫	疥疮
	冰醋酸	5~8	抗真菌止痒	手足癣
	土槿皮	20~30	抗真菌	体股癣
	黄精	10~20	抗真菌	甲癣、手癣
	苦参	20~30	抗霉止痒	甲癣
	黄连	5~10	抗菌抗霉	手足癣
5. 杀虫剂	硫黄	10~15	杀灭疥虫	疥疮
	蛇床子	10~15	收敛止痒	瘙痒症
	百部	10~20	抗菌止痒灭虱	虱病
	藤黄	5~10	杀虫解毒	虫咬皮炎
6. 抗病毒剂	冰醋酸	20~30	杀毒止痒	疣类
	鸦胆子	内仁	杀毒腐蚀	疣类
	板蓝根	10~30	清热解毒	疱疹病
7. 收敛剂	明矾	0.5~1	收敛止汗	汗疱疹
	枯矾	2~3	收敛	湿疹
	五倍子	5~10	收敛	急性湿疹
	儿茶	5~10	收敛止血	皮炎、溃疡
	石榴皮	5~10	收湿增色	白癜风

续表

分类	药名	浓度(%)	性能功用	举例
8. 角化促成剂	糠馏油	3～5	消炎止痒	慢性皮炎
	黑豆馏油	5～15	消炎止痒	慢性湿疹
	煤焦油溶液	10～40(酊剂) 2～10(软膏)	消炎止痒、软化吸收	银屑病
9. 角化剥脱剂	冰醋酸	10～30	腐蚀	疣类
	尿素	10～20	水合作用	皲裂症
10. 腐蚀剂	鸦胆子	去壳仁	腐蚀	寻常疣
	冰醋酸	30～50	腐蚀	尖锐湿疣
	乌梅	10～20	杀虫去毒	鸡眼
11. 养血润肤剂	芝麻油	5～20	润肤祛痂	皲裂症
	白芍	5～10	养血止痒	多汗症
12. 活血生肌剂	乳香	5～10	行气活血	慢性溃疡
	没药	5～10	止痛生肌	血管炎
	丹皮	5～20	活血散瘀	紫癜
13. 散结消肿剂	皂角	10～30	祛脂止痛	脂溢性皮炎
	商陆	5～10	散结解毒	小腿结节

(三)基本法则

1. 正确选择剂型　皮肤病局部处理可分下列三个阶段。

(1)急性阶段:病理过程主要是血管扩张充血、变性、水肿和渗出。临床表现为红斑、丘疹和水疱。故必须散热、冷却,使皮肤血管收缩,减轻炎症过程,因此选用水粉剂或粉剂是适宜的。如已有大量渗出,应及时消除分泌物,保持创面清洁,防止继发感染,此时宜选用水溶剂做湿敷。由于炎症存在,此阶段切忌应用有刺激性的酊剂或搽剂及软膏剂,以免皮损恶化。

(2)亚急性阶段:病理过程是炎症趋退,但未消除,临床表现除有急性皮炎的原发损害外,又有相当的继发性损害出现,因此,在此阶段应继续退消炎症,同时清除痂皮,保持干燥,避免干裂,促使痊愈。根据创面有无糜烂和渗出,酌情选用糊剂或乳剂等剂型。

(3)慢性阶段:病理过程渐移向细胞的增生。临床表现为皮肤浸润肥厚、苔藓样变等,此时用药原则应促使浸润吸收,皮损变薄。因此以软膏、酊剂为宜,并能使起作用的药物穿透到较深层组织发挥其药效作用。现列表如下:

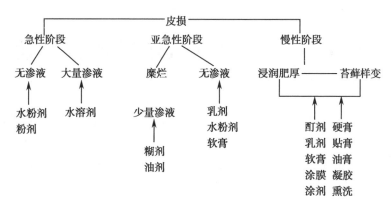

2. 正确选用药物

（1）药物：根据病情需要，挑选1～2种适合的药物加入上述已选定的剂型中配制。

（2）浓度：不同的浓度，作用亦不同，虽在合理浓度的范围里应先用低浓度，以后根据需要逐步提高。

（3）年龄、性别、部位、季节：在小儿、女性、面部等皮肤柔嫩处，宜采用较低浓度的药物；黏膜处不宜用刺激性强烈的药物，同时药物亦较易吸收。冬季少用溶剂和水粉剂，夏季少用软膏、硬膏等。

（4）注意以前中药是否用过，注意疗效与过敏。对易引起过敏的药物，一旦发现有过敏现象立即停用，改换其他中药药物治疗。

（5）宜更换性质相似的药物，一种外用药久用后常会失效，故应常轮换用药，以提高疗效。

3. 正确应用方法　需清洁局部用药，患处必须保持清洁，选用粉剂和水粉剂后，积在皮肤上的粉末应当用温清水冲洗掉；用糊剂时，在下次涂药前，应先用棉花蘸少量花生油或液体石蜡等清洁患处，以便使药物更好发挥作用。

4. 正确把握时期　同一种皮肤病在不同阶段，或不同皮肤病在相同阶段，外用中药应随病情病理而变化，如药物、剂型、用法等。例如湿疹急性期应湿敷，亚急性期应用糊剂，慢性期应用软膏治疗。

5. 正确配合内用　皮肤病多数为"痒"，可用内服止痒药剂；如有细菌感染，可用清热解毒药剂内服等，以提高疗效。

第五章　门诊中药外用处方秘诀

中药外用制剂是皮肤病治疗方法中非常重要的一种治疗方法。门诊中可应用各种药物制成不同剂型,对皮肤损害及自觉症状进行病因性或对症性治疗。依据皮肤损害的不同,可以是同病异治(同一种疾病的不同证候),也可以是异病同治(不同疾病而证候相似)。现将五十多年来我坐门诊时的六种技巧介绍如下,仅供参用,以此类推。

一、辨证方

(一)治疗原则

根据皮疹变化,选择适当药物,配成简单剂型(病家自行配制,不能复杂),指导外用方法。

(二)药物选择

最简单的常用的无毒药物,如:止痒药(地肤子、白鲜皮、冰片、薄荷、樟脑、蛇床子、苍耳子等),清热药(黄柏、黄连、黄芩、山栀、青黛、紫花地丁、金银花、连翘、蒲公英、车前草等),祛湿药(炉甘石、滑石、枯矾、五倍子、熟石膏、儿茶、苍术等),润肤药(当归、生地、胡麻、紫草、蜂蜜、猪油、麻油、核桃、杏仁等),祛寒药(干姜、白芷、肉桂、川椒、姜黄、陈皮、艾叶、山柰等),活血药(红花、三棱、莪术、当归、丹参等),生肌药(乳香、没药、血竭、代赭石等),杀虫药(苦参、硫黄、百部、土槿皮、木贼、香附、板蓝根、黄精、黄柏等),去脂药(侧柏叶、虎杖、茶树根、羊蹄根、山楂、透骨草等),生发药(丹参、党参、人参、黄芪、枸杞子、当归、桑白皮、何首乌、黑芝麻等)。

(三)应用举例

【案例1】斑秃

处方治则:活血生发。当归、枸杞子、丹参、党参、桑白皮、何首乌各10g,自备放入生姜4片,鲜红辣椒半只,均放入玻璃瓶中,加入白酒超出药面200ml,浸泡7天后外搽脱发斑,每日2~3次,至愈。

【案例2】脂溢性脱发

处方治则:祛脂生发。山楂、透骨草、皂角各20g,生侧柏叶20g(自备),丹参、当归、黄芪、枸杞子各10g,均放入瓶中,放入白酒超出药面200ml,浸泡7天后外搽头皮,每日2~3次,至毛发生长。

【案例3】跖疣

处方治则:杀虫活血。木贼、香附各20g,百部10g,红花、莪术、当归各5g。

均放入砂锅内加水 3000ml,煎开后加入食盐 20g,放入脚盆中趁热(约 40℃ 左右)把足放入浸泡至 30 分钟后,用刀片修去硬皮后,用半夏粉包扎。每天 2 次,一剂可连用 3 天。

【案例 4】皮肤瘙痒症

处方治则:润肤止痒。当归、生地各 20g,地肤子、白鲜皮、冰片、薄荷各 10g。加水 2000ml,先武火后小火,煎成 500ml(去渣存汁),加入白酒 100ml 后摇匀,外搽患处,每日多次。

【案例 5】急性湿疹(渗出期)

处方治则:清热祛湿。黄柏、黄连、连翘各 10g,五倍子、儿茶各 10g,加水 1500ml,煎成 1000ml 去渣存汁,冷却后做开放式连续性冷湿敷,20 分钟一换,至皮损无渗出为止。

【案例 6】慢性湿疹(苔藓期)

处方治则:祛湿止痒。苍术、五倍子、儿茶、蛇床子、樟脑、冰片各 10g,白酒加 100ml 左右,浸泡 3 天后外用。

【案例 7】足癣

处方治则:杀虫止痒。土槿皮、苦参、黄精、地肤子、蛇床子各 10g,加食用米醋 1000ml,浸泡后外用浸泡足部或外用。

【案例 8】冻疮(未破型)

处方治则:防寒活血。干姜、肉桂、川椒、红花、莪术、当归各 10g,加白酒 200ml,浸泡 7 天后过滤存酊,外用。

(四)注意事项

1. 首先外用时,先试用小范围,无反应后,再正常外用。

2. 只能外用,不能内用。

二、草药方

(一)治疗意义

俗语:"单方治大病",这里的单药即一味中草药,常能治疗某种皮肤病,但必须是科学的有效的无毒的药物,方能应用。

(二)应用举例

【案例 1】单纯疱疹、带状疱疹

处方治则:杀灭病毒。藤黄 30g,白酒 70ml,浸泡 3 天后外搽,每日 3 次。口腔内疱疹禁用。

【案例 2】水火轻度烫伤(局限型)

处方治则:护肤止痛。茅苍术 50g,芝麻油 50ml。煎油至药枯,去渣存油。外用创面,无需包扎。

【案例3】手足癣、体股癣

处方治则:杀灭真菌。生麦芽40g,白酒100ml,浸泡1天后即可外搽,每日3次。

【案例4】白癜风

处方治则:增色防扩。乌梅50g,白酒500ml,浸泡7天后滤渣存酒,外用。

【案例5】鸡眼

处方治则:清除厚皮。芒硝500g,碾成极细粉(也可过120目筛),瓶装备用。用法:病足在温水中浸泡半小时,用刀片刮去鸡眼中央角化硬皮部分;另剪2.5cm×2.5cm胶布一块,中央剪洞(与鸡眼大小一致),贴在鸡眼上;用少许凉水将芒硝粉拌成结晶状,敷在胶布洞上;最后贴上3cm×3cm的胶布覆盖固定,2~3天一换,至愈。

【案例6】小儿褶烂

处方治则:祛湿护肤。冰片20g,加入痱子粉200g(冰片先用白酒研磨液化),研匀成散。扑撒患处,每日多次。

【案例7】脓疱疮

处方治则:杀灭细菌。儿茶250g,清水1000ml,煎煮,小火熬留500ml溶液即可。清洗、湿敷、外搽均可,每日4~6次。

【案例8】银屑病

处方治则:清热祛屑。莪术100g,芝麻油200ml,煎枯去渣,取油5ml加入雪花膏100g中调匀配成5%莪术油霜外用。

三、经验方

(一)应用现况

目前经验方的概念比较混乱,如单方、验方、偏方、奇方、秘方及民族医药等尚无统一规范,亟待统一。现只将笔者常用的"经验方"做一简报,仅供参考。

(二)应用举例

【案例1】斑秃、脂秃

处方治则:生发养发。鲜侧柏叶90g,山柰45g,白酒700ml,浸泡7天后过滤装瓶。以生姜切片蘸取本酒反复外用,每日2~3次。

【案例2】手足皲裂症

处方治则:生肌护肤。青黛粉4g,甘草粉10g,另加红花油15ml,香水2ml,麻油60ml,白酒20ml,搅拌均匀后瓶装。温水泡手足30分钟后搓去死皮,外搽,每日2~3次。双手应禁止接触洗洁精、肥皂、洗衣粉等。

【案例3】女阴瘙痒症

处方治则:杀虫止痒。蛇床子30g,百部、鹤虱、苦参、雄黄各15g,加水

2000ml,煎煮,头煎与二煎药汁混合后即成。每天熏洗2次,每次30分钟。

【案例4】扁平疣

处方治则:杀灭病毒。马齿苋、生薏苡仁、板蓝根、大青叶、紫草各30g,加水500ml煎煮2次,混合后待用。擦洗疣处,擦红为度,每日2次。

【案例5】剥脱性角质松解症

处方治则:利湿清热。苍术、黄柏、白鲜皮、苦参各50g,加水2000ml,煎煮后去渣,浸泡患处,每日2次,每次30分钟。

【案例6】皮肤瘙痒症

处方治则:祛风止痒。菊花、马齿苋各30g,苦参、地肤子、白鲜皮、川椒各15g,加水1000ml,上药三煎,每煎加水300ml,三煎混匀,熏洗或外搽,每日3次。

【案例7】白癜风

处方治则:祛风增白。肉桂30g,补骨脂60g,水250ml,白酒250ml,浸泡7天后,滤液存酒,外用,本药酒只限躯干四肢处白斑,颜面部禁用。同时口服如意黑白散:旱莲草40g,白芷、何首乌、沙蒺藜、刺蒺藜各60g,紫草95g,1剂,研粗散,每日3次,每次5~10g。

【案例8】头皮脂溢性皮炎

处方治则:祛屑止痒。苦参、白鲜皮、地肤子、白芷各20g,大黄、土槿皮、川楝子、黄柏各15g,侧柏叶30g,连翘25g,加水3000ml,煎煮,去渣,熏洗,3天1次,或外搽。

四、成药法

(一) 应用意义

我国的中成药发展迅速,皮肤科门诊中应用广泛,而且质量有一定的标准,疗效等均有说明,特别适合基层卫生院广泛应用。

(二) 应用举例

【案例1】女阴湿疹

处方治则:清热燥湿,杀虫止痒。黄蒲洁肤洗剂,外搽、洗浴、冲洗均可。亦可治疗手足癣(水疱型)。成分:黄柏、黄连、土茯苓、蛇床子、白鲜皮等16味中药。

【案例2】急性亚急性湿疹(湿热型、湿痒型)

处方治则:清热除湿,祛风止痒。除湿止痒软膏,外用,每日3~4次。成分:苦参、虎杖、紫花地丁、萹蓄、茵陈等13味中药。

【案例3】痤疮

处方治则:清热燥湿,杀虫止痒。玫芦消痤膏,外用。亦可治疗皮肤瘙痒症、湿疹、日光性皮炎等。成分:鲜芦荟汁、玫瑰花、杠板归、冰片、薄荷素油等10种药物。

【案例 4】 斑秃

处方治则:活血通络,温经生发。人参生发液。外搽,也可治疗脂脱、病后脱发、产后脱发、老年性脱发等。成分:人参、辣椒酊、甘油等。

【例案例 5】 湿疹

处方治则:抗菌消炎,祛风止痒。丹皮酚软膏,外用,也可治疗接触性皮炎、虫咬皮炎、瘙痒症、慢性荨麻疹等。成分:牡丹皮、丁香等。

【案例 6】 痤疮

处方治则:杀螨抗菌,美容除皱。姜黄消痤搽剂,外用。另外也可治疗脱发症、糠秕孢子菌病、皮肤螨虫病、瘙痒症等,成分:姜黄、丁香、桉叶、珊瑚姜、木姜子等。

【案例 7】 黄褐斑

处方治则:祛斑增白,护肤抗敏。养荣祛斑药膏,外用。也可治疗色素沉着斑、老年斑、轻度雀斑、皮肤干燥症、手足皲裂症、鱼鳞病等。成分:柿子叶、甘油、珍珠等。

【案例 8】 过敏性皮炎

处方治则:滋润养肤,消炎止痒。维肤膏,外用。也可治疗湿疹、接触性皮炎、脂溢性皮炎、职业性皮炎、虫咬皮炎、冬令皮炎、日光性皮炎、痤疮、冻疮、瘙痒症、外阴瘙痒等。成分:蜂皇浆、蜂蜜、中药等。

五、古代方

(一)应用意义

古代名方,繁多效佳。现代皮肤病应用也有很多改良方药。目前许多中医药大学的附院及省市级中医院的皮肤科都有已制好的"古代外用制剂",使用方便,制作精良。个别方剂也做了调整和改良。

(二)应用举例

【案例 1】 手足皲裂症

处方治则:凉血止痒,润肤护肤。润肌膏(《外科正宗》)外用。成分:当归15g,紫草 3g,麻油 150ml,黄蜡 15g,前二味与麻油同熬,药枯滤清,将油再熬,入蜡化尽,倾入罐中待用。

【案例 2】 脂溢性湿疹

处方治则:祛屑止痒。雄黄解毒散(《济生方》)。多种应用方法:单独撒布在皮损上(干性),5% 雄黄解毒油膏,5% ~10% 雄黄解毒酊剂,凡皮损有新鲜疮面或腐烂渗脂者禁用。也可治疗慢性湿疹、多发性毛囊炎、虫咬皮炎等。成分:雄黄 30g,寒水石 30g,生白矾 120g,先各研极细粉(过 120 目筛),再混匀装瓶待用。

【案例3】脓疱疮

处方治则:清热除湿,散瘀化痰。金黄散(《医宗金鉴》)外用。也可治疗疖、痈、带状疱疹等。成分:大黄、黄柏、姜黄、白芷各2500g,南星、陈皮、苍术、厚朴、甘草各1000g,天花粉5000g,共调细粉,分装备用。

【案例4】手癣伴慢性湿疹

处方治则:杀虫止痒,润燥防裂。红油(《外科全生集》),外用。成分:红砒3g(打碎成细粒),麻油30g,入砂锅同煎,至砒枯烟绝为度,去砒留油。

【案例5】下肢慢性溃疡

处方治则:生肌收口。八宝丹(《疡医大全》),敷于患处。成分:珍珠9g,牛黄1.5g、象皮、琥珀、龙骨、轻粉各4.5g,冰片0.9g,炉甘石9g,共研极细粉,装瓶备用。

【案例6】甲癣

处方治则:杀虫护甲。凤仙花膏(《外科证治全生集》),病甲温水浸泡30分钟,每次刮除污甲,将凤仙花膏堆敷病甲上,厚度较厚,外用塑料纸盖复后包扎,每日换药1次。成分:凤仙花粉(白色者为佳)150g,蜂蜜150g,调匀成膏。

【案例7】局部瘙痒症

处方治则:解毒杀虫,疏风止痒。百部酒(《医宗金鉴》),外搽。成分:百部180g,75%酒精600ml。

【案例8】女阴瘙痒症。处方治则:散风祛湿,杀虫止痒。蛇床子洗方(《医宗金鉴》),熏洗、坐浴、外搽。也可治疗阴囊瘙痒症等。成分:威灵仙15g,蛇床子15g,当归尾15g,缩砂壳9g,土大黄15g,老葱头7个,苦参15g,将上药碾碎装纱布袋内,熏洗,坐浴,外搽。

六、协定方

(一)应用意义

目前大中城市的皮肤科(中医或西医)大多有本院制作的协定处方(应经卫生行政部门审批),各院不同,各有特色。

(二)应用举例

【案例1】湿疹

处方治则:除湿止痒,安抚解毒。青黛散,外扑。也可治疗接触性皮炎、虫咬皮炎等。成分:青黛20g,煅石膏40g,黄柏20g,滑石粉20g,共研极细粉备用。

【案例2】脓疱疮

处方治则:清热解毒,杀虫止痒。新五妙散,外扑,或配成油膏、软膏外搽。也可治疗传染性湿疹样皮炎等感染性皮肤病。成分:土大黄100g,黄柏100g,蒲公英 100g,寒水石 120g,青黛 30g,诸药粉碎过 120 目筛,备用。

【案例3】急性过敏性皮炎

处方治则:清热解毒,燥湿止痒。皮炎湿敷剂,多作冷湿敷用。也可治疗急性湿疹等腐烂渗出性皮肤病。成分:生大黄 75g,黄芩 75g,黄柏 75g,苦参 75g,黄连 15g,诸药粉碎混匀过 80 目筛,分装成每袋 30g,临用时每袋药粉加沸水1000ml 冲泡 15 分钟后,晾凉后做冷湿敷用。

【案例4】瘙痒症

处方治则:祛风燥湿,杀虫止痒。止痒洗剂,熏洗、浸泡、沐浴、湿敷、外搽均可。也可治疗阴囊或女阴湿疹等。成分:苦参 30g,蛇床子 30g,威灵仙 30g,花椒10g,白矾 10g,香附 10g,白芷 10g,狗脊 10g,细辛 5g,桂心 10g。以上为 1 包,加水 2000ml,煎煮 30 分钟后去渣外用。

【案例5】白癜风

处方治则:温通气血,调和气血。白癜风酊剂,外用。成分:马齿苋 100g,白蒺藜 100g,白芥子 100g,白芷 100g,红花 50g,丹参 50g,黄芪 50g,诸药共碾成粗粉,先加 500ml 75% 酒精浸泡 7 天后过滤,滤液中再加 75% 酒精至 1000ml 即可。

【案例6】脱发症

处方治则:温通气血,调和营卫。生发酊,外用。也可治疗斑秃、未破冻疮、白癜风等。成分:桃仁 60g,细辛 10g,菟丝子 40g,红花 40g,肉桂 40g,骨碎补40g,人参 40g,花椒 20g,樟脑 20g,黄芪 20g,红辣椒 20g,党参 20g,桑椹 20g,冰片20g,诸药粗末,加入 75% 酒精 500ml,浸泡 7 天后滤过,再用 75% 酒精加至 1000ml。

【案例7】婴儿湿疹

处方治则:祛湿止痒。湿疹软膏,外用。也可治疗亚急性、慢性湿疹或皮炎。成分:青黛 20g,黄柏粉 20g,氧化锌 200g,煅石膏 200g,植物油 200g,凡士林360g,先将凡士林加热熔化,加入植物油混匀后,待降至 60℃ 左右,再加入混合的极细药粉,调匀备用。

【案例8】慢性湿疹

处方治则:利湿收敛,祛风止痒。止痒糊剂,外用。也可治疗神经性皮炎、扁平苔藓、皮肤淀粉样变等。成分:煅石膏 40g,枯矾 40g,煅龙骨 40g,五倍子 75g,寒水石 75g,蛤粉 75g,冰片 10g,凡士林 645g。凡士林加热熔化后待降温至 60℃后,加入诸药极细粉,搅匀备用。

初步讨论:①以上将笔者半个世纪的临床经验——中药外用制剂应用技巧六法列出,仅供参考,望引起同行的关注。②本技巧必须做到诊断正确,用药正确,使用正确。③本技巧有一定的时空性、局限性,不能全面阐述,医者必须以临床为主,方能掌握。试举例为示。白癜风,外用中药基本相近,但应以临床变化为主:如面部白癜风者,禁用补骨脂,否则多数可引发接触性皮炎(红斑、水疱等),且不能暴晒(尤其夏季),否则多数可加剧白斑暴扩。方剂:乌梅5g,何首乌5g,石榴皮5g,紫草5g,菟丝子5g,黄芪5g,加白酒200ml,浸泡7日后过滤外用。如躯干四肢部白癜风者,方剂为上方加补骨脂10g、白芷10g。如儿童白癜风者,方剂应为单味药,方剂为:乌梅10g,白酒200ml,外用。④外用中药制剂可同时内用中西药物,或配合理疗、针灸等疗法,以提高疗效。⑤本文外用制剂技巧示意如下:

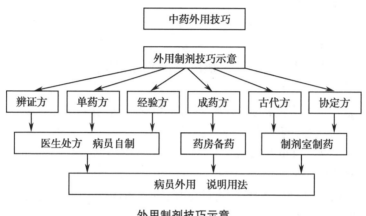

外用制剂技巧示意

　　⑥在皮肤科的门诊中,据笔者初步统计,采用中药外用制剂约占病人诊次的五分之一,且有明显的社会效果,具有一定的特色价值,故本文六法可参考创新,愿中药外用这片绿叶更加茂盛翠绿。

第六章 中药外用的研究导读

一、基本概况

(一) 制剂的特点

疗效好、剂型多、毒性小、结合好、药源广、发展快、特色多、工艺新。

(二) 吸收的机制

1. 经络传导　外连肌肤,内和脏腑,形成网络系统。

2. 皮肤吸收

途径:直接透过表皮,透过毛囊,透过皮脂腺,经血管与淋巴管吸收。

影响:皮肤状态;药物性质;基质性质。

3. 黏膜吸收　口鼻及二阴等。

(三) 应用的原则

药物的选择,剂型的选择,浓度的选择,方法的选择,采炮的选择。

(四) 药物的分类

1. 祛风止痒药物　樟脑、冰片、薄荷、地肤子、蛇床子、白鲜皮、何首乌、萹蓄、蛇蜕、夜交藤、川椒。

2. 收敛燥湿药物　儿茶、乌贼骨、松花粉、松香、苍术、密陀僧、五倍子、蜂蜡、滑石、海蛤壳、炉甘石、石榴皮。

3. 养血润肤药物　芝麻油、獾油、桃仁、胡桃仁油、蓖麻子、白芍、熟地。

4. 温寒通阳药物　艾叶、川乌、草乌、川椒、吴茱萸、干姜、丁香、骨碎补、甘草、黄精。

5. 清热解毒药物　黄柏、青黛、车前草、西瓜霜、半枝莲、紫花地丁、大黄、蒲公英、野菊花、蓝靛叶、金银花、连翘、鱼腥草。

6. 杀虫攻毒药物　硫黄、藤黄、轻粉、百部、雄黄、蟾酥、土槿皮、胡蒜、蜂房、大枫子、鹤虱、鸦胆子、苦楝皮。

7. 皮肤刺激药　斑蝥、松节油、巴豆、桉油、全蝎、毛茛、血竭。

8. 蚀皮祛腐药物　信石、乌梅、硇砂、石灰、毛茛、血竭。

9. 活血生肌药物　乳香、没药、牡丹皮、白附子、珍珠母、赤石脂、虎杖、毛冬青、五灵脂、郁金。

10. 散结消肿药物　商陆、皂角、海马、马齿苋、芙蓉、麝香。

11. 止血定痛药物　三七、象皮、断血流、仙鹤草、马钱子、血余炭、地榆、白及、蒲黄、侧柏叶、槐花。

12. 活血增色药物 补骨脂、丹参、菟丝子、刺蒺藜、黄芪、女贞子、白芷、乌梅、防风、蛇床子、何首乌、当归、丁香、白芥子、白鲜皮。

13. 其他药物 蚤休、木槿皮、硼砂、乌梅莓、木芙蓉。

(五)制剂的工艺

设备、粉碎、过筛、混合、浸提、干燥、添加剂、质检、包装、说明、储运。

二、制剂应用

(一)传统制剂

1. 常见制剂

【例1】九华粉洗剂

朱砂18g、川贝母18g、龙骨120g、月石90g、滑石620g、冰片18g。制法:将各药研成细末,研和备用。或30g一包,加麻油30ml、水1000ml。主治:收湿止痒,可用于过敏性皮炎、脂溢性皮炎等。

【例2】冬虫夏草酒

冬虫夏草60g、白酒240ml。制法:药入酒中,浸泡7天,滤渣存酒。主治:养血生发,可用于斑秃、男性脱发、白发等。

2. 独特制剂

【例1】疯油膏

扫盆25g、东丹5g、乙辰砂20g、麻油300ml、黄蜡30g。制法:各研细末,先将麻油煎沸,入黄蜡,取起离火,再入药粉,拌匀。主治:祛风止痒。可用于神经性皮炎、慢性湿疹、扁平苔藓、皮肤淀粉样变、斑秃等。

【例2】复方紫草油膏

紫草65g、金银花65g、白芷65g、冰片10g、蜂蜡30g、植物油1000ml。制法:药物入油煎枯去渣,再入蜂蜡烊化至冷。主治:清热解毒,凉血止痛。用于湿疹、皮炎、药疹、烫伤、溃疡等。

(二)新研制剂

1. 散剂

【例1】蛇黄散

蛇床子12g、密陀僧12g、雄黄10g、石硫黄6g、苦参5g、土茯苓8g、轻粉6g。制法:各研细粉,过筛混匀,黄醋调糊状,置瓶内密封5天,才能启用。主治:白癜风。

【例2】乌发固齿灵

何首乌、生地、熟地、青黛、苦参、升麻、冰片各100g,食盐10g。制法:各研细末,过120目筛,混匀瓶装。主治:少年白发。

2. 水剂

【例1】皮炎湿敷水

苍术、黄柏、明矾、白鲜皮、川楝皮、苦参片各9g,蚂蚁草15g、葎草15g。制法:煎水1000ml,晾凉待用。主治:急性湿疹、急性皮炎、手足癣感染等。

【例2】复方狐臭液

丁香、黄连各5g,醋酸洗必泰40g,花露水10ml,75%酒精加至1000ml。制法:中药酒精内浸泡3天后过滤,再入洗必泰及花露水。主治:腋臭。

3. 熏洗剂

【例1】香菊兰去暑洗浴剂

香薷24g,野菊花40g,板蓝根50g,藿香30g,青蒿30g,薄荷10g,冰片1g。制法:蒸馏、浓缩,制成海绵块。主治:痱子、疖肿、日光性皮炎、晒斑、虫咬皮炎等。

【例2】足浴保健水

人参10g,当归20g,红花10g,川椒10g,荷叶心10g,明矾10g,元参10g,丹参10g,黄芪10g。制法:加水1000ml,煎成500ml。主治:防治足癣、足部皲裂症、足跟痛、胼胝、冻疮、女阴瘙痒等。

4. 水粉剂

【例1】雄黄解毒散洗剂

雄黄30g,寒水石30g,生白矾120g,炉甘石90g,滑石粉90g,甘油45ml,水加至1000ml。制法:各药研末,过120目筛后,再入甘油及水。主治:无渗液的湿疹、皮炎、瘙痒症等。

【例2】复方氧化锌混悬液

氧化锌10g,淀粉5g,石炭酸2g,甘油5ml,水加至100ml。制法:各研细末,拌匀。主治:瘙痒症、丘疹性荨麻疹、亚急性湿疹等。

5. 醋剂

【例1】黄精首乌醋

生黄精、生首乌各50g,米醋300ml。制法:浸泡3天后,加水500ml煎煮去渣。主治:手足癣。

【例2】红枫浸泡剂

红花10g,大枫子10g,防风5g,五加皮10g,明矾15g,皂角2根,米醋2000ml。制法:浸泡2天后过滤。主治:甲癣。

6. 酒剂

【例1】消斑酊

乌梅60g,补骨脂30g,毛姜10g,75%酒精300ml。制法:浸泡2周后存滤液。主治:白癜风。

【例2】 复方大黄酊

土大黄、蛇床子、土槿皮各 30g,75% 酒精 1000ml,苯甲酸 12g,水杨酸 12g。制法:前 3 味浸泡 10 天后存滤液,再入后 2 味。主治:银屑病(静止期、消退期)。

7. 糖剂

【例1】 糖维粉

白砂糖 30g,维生素 C 片 0.1g×15 片,复合维生素 B 片 10 片。制法:共碾细粉。主治:臁疮。

【例2】 口炎蜜糖

金银花 9g,黄柏 9g,冰片 1g,延胡索 9g,当归 9g,复方新诺明 3g,灭滴灵 10g,硫酸锌 5g,地塞米松片 0.75g×20 片,蜂蜜适量,白糖适量。制法:共研粉,蜜调。主治:口腔溃疡。

8. 袋剂

【例1】 止痒香包

百部 48g,七叶一枝花 60g,白芷、紫苏、薄荷各 24g,佩兰、苍耳 2g,苦参、防风、黄芩、硫黄、雄黄各 18g,冰片、樟脑各 12g,牛黄 6g。制法:共研粉,1 袋 60g。主治:防治小儿丘疹性荨麻疹。

【例2】 葛布袋擦剂

大枫子仁、胡桃仁、巴豆霜各 100g,胡椒、硫黄、信石各 100g。制法:前 3 味捣泥,后 3 味研粉,加麻油调糊,入葛袋内。主治:慢性湿疹、局限性银屑病、扁平苔藓。

9. 油剂

【例1】 四黄油剂

黄连 40g,黄芩、黄柏、生大黄、蚤休、苦参各 50g,芝麻油 100ml,黄蜡 200g。制法:浸泡,煎滤,收膏。主治:脓疱疮等。

【例2】 紫云膏

橄榄油 1000ml,黄蜡 50g,猪脂 75g,当归 100g,紫草 100g,北豆根 100g。制法:煎滤。主治:婴儿湿疹、尿布皮炎、瘙痒症、慢性溃疡、带状疱疹、斑秃、银屑病等。

10. 软膏剂

【例1】 黑油软膏

龙骨 30g,枯矾 30g,五倍子 60g,轻粉 30g,冰片 6g,蛤粉 60g,寒水石 60g,生石膏 60g,薄荷脑 30g,凡士林适量。制法:研粉、过筛,调成 10% 软膏。主治:慢性湿疹等。

【例2】 寄奴软膏

刘寄奴 20g,白及 20g,甘草 10g,甘油 200ml,凡士林 2500g。制法:研粉、调膏。主治:手足皲裂症等。

11. 药膏

【例1】 除痘药膏

冰硼散20g,珠黄散10g,云南白药10g,珍珠粉10g,维生素 B₆针剂 100mg × 10 支。制法:共研粉,调糊。主治:痤疮。

【例2】 白玉药膏

白芷10g,玉竹20g,防风10g,当归10g,川芎10g,密陀僧10g,施尔康1g。制法:共研粉,蛋清调膏。主治:黄褐斑。

12. 糊剂

【例1】 复方黑豆馏油糊剂

黑豆馏油100ml,氧化锌100g,淀粉100g,凡士林700g。制法:溶化法。主治:亚急性及慢性湿疹、银屑病、婴儿湿疹等。

【例2】 复方氧化锌糊剂

羊毛脂334g,白凡士林249g,氧化锌125g,淀粉125g,醋酸铝液167ml。制法:水相加入油相中搅拌。主治:亚急性湿疹、婴儿湿疹、日光性皮炎等。

13. 乳膏剂

【例1】 硼砂霜剂

硼砂粉150g,霜基质850g。制法:调霜。主治:手足癣、体股癣、花斑癣、皮肤念珠菌病等。

【例2】 防光敏香乳

黄连素细末0.28g,单硬脂酸甘油酯17g,三乙醇酯1g,苯佐卡因10g,次碳酸铋10g,硬脂酸25g,尼泊金0.1g,外用香精2.5g,蒸馏水67ml。制法:水相入油相后乳化而成。主治:光敏性皮炎。

14. 膏药剂

【例1】 黑豆馏油膏药

黑豆馏油1500g,芝麻油1500ml,铅丹750g。制法:煎成膏肉后入黑豆馏油。主治:慢性湿疹、神经性皮炎等。

【例2】 狼毒膏药

狼毒、生南星各250g,广胶2500g。制法:粉过筛,入熬开广胶水内,后摊膏。主治:结节性痒疹、扁平苔藓、慢性湿疹、神经性皮炎等。

15. 药膜剂

【例1】 止痒涂膜剂

苦参、蛇床子、生百部、桂皮各750g,玉米朊250g,邻苯二甲酸二丁酯50g,甘油100ml,香精、着色剂适量。制法:渗漉、溶入、入增塑剂制成。主治:瘙痒性皮肤病。

【例2】 冻疮涂膜

紫草25g,当归25g,654-2 粉25mg,黄明胶50g,甘油15ml。制法:研粉过筛,溶化密封。主治:冻疮。

16. 其他制剂

【例1】女性药用卫生巾

苍耳子、艾叶、苦参、蛇床子、薄荷、荆芥各100g,黄连、土槿皮各200g,水3000ml。制法:煎成1000ml,卫生巾浸干,裁成5cm×10cm大小。主治:女阴瘙痒症、真菌性阴道炎、滴虫性阴道炎、女阴湿疹等。

【例2】足癣纸

百部、地黄、鲜凤仙花、皂荚、金银花、连翘、水杨酸各20g,米醋1000ml。制法:浸药7天,绵纸浸透烤干,每张10cm×5cm大小。主治:足癣。

(三)民间制剂

1. 单味制剂

【例1】藤黄酊

藤黄300g,95%酒精700ml。制法:浸泡法。主治:单纯疱疹、带状疱疹。

【例2】青蒿油

青蒿200g,芝麻油1000ml。制法:浸泡、煎炸。主治:神经性皮炎、手足癣、体股癣等。

2. 五方制剂(单、验、偏、奇、秘方)

【例1】生发灵酊

侧柏叶90g,山柰45g,75%酒精700ml。制法:浸泡。主治:斑秃、脂秃。

【例2】红花油擦剂

红花油150ml,麻油600ml,青黛粉40g,香水10ml,75%酒精200ml。制法:混合。主治:手足皲裂症。

(四)美容制剂

1. 常用制剂

【例1】腋香粉

公丁香180g,红升丹270g,石膏450g。制法:粉碎,过筛。主治:腋臭。

【例2】脂脱灵酊剂

桑叶、麻叶各300g,75%酒精1000ml。制法:浸泡、过滤。主治:脂溢性脱发。

2. 市售制剂

【例1】防裂霜

白油230g,石蜡150g,羊毛脂20g,凡士林600g,香精与防腐剂适量。制法:熔化法。主治:手足皲裂症。

【例2】防晒霜

单纯脂12g,十八醇5g,白油10g,防腐剂0.2g,麻油8ml,薏仁米提取物

0.5g,纯净水62.3ml,乳化剂2g,香精0.2ml。制法:乳化法。主治:晒斑、痤疮、日光性皮炎等。

3. 验方制剂

【例1】 玉容西施散

绿豆粉100g,白芷、白及、白蔹、白僵蚕、白附子、天花粉各50g,甘粉、山柰、茅香各25g,零陵香、防风、藁本各10g,肥皂荚2锭。制法:共粉,1包20g,放入温水中洗面。主治:除皱增白。

【例2】 香发油

零陵香50g,麻油2500ml。制法:药入油、隔汤煎煮。主治:护发、美发、香发。

(五) 成药制剂

1. 成药新用制剂

【例1】 六神丸粉

外包。主治:寻常疣、鸡眼。

【例2】 白药生发酊

云南白药10g,75%酒精90ml。浸泡。主治:斑秃。

2. 常用成药制剂

【例1】 瘢痕止痒软化膏

五倍子、威灵仙、牡丹皮、泽泻、冰片、薄荷脑、樟脑。制法:橡皮膏药。主治:增生性瘢痕。

【例2】 润肌皮肤膏

大枫子仁、蓖麻仁、樟脑、红粉、松香、芝麻油。制法:熔化法。主治:手足癣(鳞屑角化型)、花斑癣、神经性皮炎、慢性湿疹、酒渣鼻、狐臭、白癜风、雀斑。

总之,目前我国皮肤病中药外用制剂分类如表:

	传统制剂	常用制剂
		独特制剂
	新研制剂	散剂、水剂、熏洗剂、水粉剂
		醋剂、酒剂、糖剂、袋剂
		油剂、软膏剂、药膏剂、糊剂
外用制剂		乳膏剂、膏药剂、药膜剂、其他
	民间制剂	单味制剂
		五方制剂(单方、验方、偏方、奇方、秘方)
	美容制剂	常用制剂
		市售制剂
		美容验方
	成药制剂	成药新用
		常用制剂

三、研究进展

(一) 药物研究

常用的中草药已有 500 多种,各种配方 1800 多个,药理研究 150 多项,中成药 100 多种,但是基础实验过少,新制剂、新工艺不多,药物毒副作用研究甚少,临床集中研究规范报告非常缺乏等,因此阻碍了外用制剂的发展。

(二) 特色疗法

特色疗法是中医的一种独特疗法。中医学丰富多彩,源远流长。中药外用药与其他中医疗法(针灸、耳针、熏洗等)或西医疗法(局封、理疗、手术等)相结合,取长补短,体现出简、廉、效的特点。例如倒膜疗法、面膜疗法、贴脐疗法、香袋疗法、足浴疗法、热烤疗法等,国内目前已有报道者约为 120 余种,均有不同程度的防治效果,但仍缺乏药理及临床的深入研究。

(三) 成药应用

目前我国外用中成药品种不少,但临床应用并不普遍。原因是中成药工艺及药理研究较少,临床应用不够规范,宣传研讨机制未能启动。实际上很多中成药疗效较佳,如五妙水仙膏、黑豆馏油软膏、紫归治裂膏、白灵酊、生发酊、克痤隐酮霜、愈裂贴膏等。

各论 辨病辨证

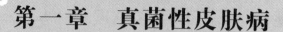

第一章　真菌性皮肤病

第一节　体癣、股癣

体癣,中医学称为圆癣、钱癣、笔管癣等;股癣,中医学称为阴癣、股臀癣。

【病因病理】风湿热虫侵袭皮肤,外卫虚弱,湿热难蒸,传染而生。

【症状特点】体表皮肤,夏秋炎热时先为丘疹水疱,后向四周延扩,环状边清,少许鳞屑,发于股内臀部者又名股臀癣,甚痒。真菌检查常为(+)。

【辨证施治】

一、内治法

清热解毒,除湿止痒。二妙丸化裁:炒黄柏、炒龙胆草、焦栀子、赤茯苓各10g,苍术15g,生地黄、车前子(包)、草薢各10g,白茅根20g,白鲜皮、苦参、威灵仙各6g,煎服。

二、外治法

癣药水(土大黄18g,土槿皮6g,制川乌、槟榔、百部、海桐皮、白鲜皮、苦参各3g,蛇床子、千金子、地肤子、大枫子各2g,高粱酒200ml,浸泡1个月后滤渣存汁),外搽水疱,或选搽癣药水、一搽脚气水(中成药)亦可;癣药膏(土槿皮10g、雄黄5g、氧化锌10g、青黛10g,共研极细末,放入凡士林100g中调膏),外用干燥多屑处,或选用癣治灵膏、顽癣敌膏(中成药);青黛膏或黄柏霜可外用糜烂处。

第二节　手　足　癣

手癣,中医学名为鹅掌风。足癣,中医学名为脚湿气。

【病因病理】风湿热虫客于腠理,蕴聚肌肤,气血不畅,互相传染,肤失所养而起。

【症状特点】手足均可发生,水疱、糜烂、皲裂,夏重冬轻,瘙痒。真菌检查(+)。

【辨证施治】

一、内治法

1. 手癣

（1）风湿蕴肤证：祛风利湿，养阴解毒。六味地黄汤化裁：生地黄、茯苓、山茱萸肉、炒白芍、麦冬各10g，泽泻9g，山药、地肤子各20g，白鲜皮10g，煎服。

（2）脾虚血燥证：健脾养血，润燥止痒。当归饮子化裁：当归、川芎、甘草各6g，何首乌、黄精、熟地黄、炒白芍各15g，山药、麦冬、炒白扁豆、玉竹、甘草各10g，煎服。

2. 足癣

（1）湿热下注证：清热利湿，解毒消肿。五神汤化裁：金银花、紫花地丁、生薏苡仁、赤茯苓各12g，黄柏、川牛膝、泽泻、炒牡丹皮、车前子（包）各10g，生甘草6g，煎服。

（2）肾虚风袭证：益气养阴，散风祛湿。犀角散化裁：干地黄、山茱萸肉、生黄芪各10g，天麻、羌活、防风、黄芩各9g，槟榔、乌梢蛇各6g，白鲜皮、山药、泽泻各15g，煎服。

二、外治法

水疱鳞屑证：外用手足癣药水（荆芥、防风、土槿皮、透骨草、黄精各10g，米醋、白酒各100ml，浸泡7天后滤过存汁）。

糜烂渗液证：外用癣病湿敷剂（藿香30g，黄精、大黄、皂矾、徐长卿各10g，加水2000ml，煎液），晾凉后做湿敷。

干燥皲裂证：外用癣病防裂油膏（白芍、甘草、土槿皮各20g，麻油200ml，煎枯去渣存油）。

三、病案选

王某，男，23岁。2010年8月初诊。双足趾足背红肿渗水，伴剧痒热痛五天而就诊。患处原有脚湿气（脚癣），经常搔抓，平日穿不透气的运动鞋，洗足换袜不勤，而突发足部红肿渗液，痒痛不止，在某门诊用"癣药水"后症状加剧，疼痛难行。

辨证：足癣（湿热下注证）。治则：清热利湿，解毒消肿。方选五神汤化裁煎服，外用癣病湿敷剂，晾凉后做开放性冷湿敷。一周后症状基本消退。唯原有足癣未根除（水疱鳞屑证），外用手足癣药水一个月后而愈。

第三节　甲癣、甲真菌病

甲癣,中医学称为灰指(趾)甲、鹅爪风、虫蛀甲等。甲真菌病也称虫蛀甲。

【病因病理】 外染虫邪,内生肝风。手足部病久延侵至甲壳或被传染。肝生筋,爪为筋之余,肝华在爪,肝血亏虚,肝经血燥,难注爪板,爪甲失养,色变质毁。

【症状特点】 爪甲变厚、变脆、变色、变粉,呈增厚型、萎缩型、破损型、脱落型等。病检也可找到真菌。

【辨证施治】

一、内治法

补养肝血。补肝汤化裁:当归、白芍、麦冬、枣皮各 10g,熟地黄 15g,川芎、甘草、补骨脂各 6g,何首乌、桑椹、枸杞子各 15g,炙甘草 3g,煎服。

二、外治法

外用甲癣药水(丁香、土槿皮、黄精、苦参、艾叶各 5g,米醋 100ml,白酒 100ml,浸泡 7 天后滤用)。或拔甲膏拔甲。

第四节　花斑癣、糠秕孢子菌性毛囊炎

花斑癣,中医学称为紫白癜风、汗斑、夏日斑。糠秕孢子菌性毛囊炎俗名为毛疙瘩。

【病因病理】 外受虫邪感染,内为热体湿蕴,凝滞毛孔,血气难行,血滞而紫,气滞而白,故名紫白癜风。

【症状特点】

花斑癣:夏现冬隐,好发胸背部,可延至颈腹。圆形斑疹,大小不等,颜色多样,表覆糠屑。汗多微痒。真菌检查(+),伍氏灯检查(+)。

糠秕孢子菌性毛囊炎:多发于胸背上部皮脂腺较多部位,为毛囊性红斑丘疹,或脓疱样小丘疹,严重时呈痤疮样小脓肿。真菌检查(+)。

【辨证施治】

一、内治法

花斑癣:无需内治,顽固难治者可选用防风通圣丸、血清解毒丸、胡麻丸等内服。

糠秕孢子菌毛囊炎:①湿热内蕴证:清热利湿。清热利湿汤化裁:土茯苓、金银花、生地黄、薏苡仁、茵陈各15g,白鲜皮、泽泻、萆薢、侧柏叶、牡丹皮、淡竹叶各12g,甘草6g,煎服。②肺热血热证:凉血清热。枇杷清肺饮化裁:枇杷叶、生地黄、白花蛇舌草各15g,生地、赤芍、桑白皮、地骨皮、牡丹皮、黄芩、生栀子各12g,生石膏、生山楂各25g,甘草6g,煎服。③脾虚痰湿证:健脾化痰,利湿清热。参苓白术散化裁:云茯苓、白术、山药、浙贝母、车前子、白花蛇舌草、鱼腥草各15g,白芥子12g,陈皮、甘草各6g,煎服。

二、外治法

可选用中成药复方土槿皮酊、癣药膏外搽,或癣药水、癣药膏外用(见体股癣)。

第五节　念珠菌病

念珠菌病,中医称为燕口疮、鹅口疮、口吻疮等。

【病因病理】外感湿热虫邪,脾胃内蕴湿热。心脾热极,多发于口;脾胃湿困,下延于阴;虫邪湿热,蒸腾躯体肌肤而发。

【症状特点】皮肤念珠菌病:可出现指(趾)间糜烂;腋下、臀沟、乳下皱褶部间擦性丘疹红斑;念珠菌性甲沟炎多为甲病;深在型者可形成肉芽肿或慢性黏膜病(CMC)形似皮角。黏膜念珠菌病:可发于口腔(鹅口疮)、外生殖器(女阴及龟头)。系统性念珠菌病:可发生败血症、菌血症等严重后果。真菌检查(+),另可行血清学及血培养检测。

【辨证施治】

一、内治法

(1)心脾积热证:泻脾清心,解毒止痒。清热泻皮散合导赤散化裁:黄芩、生地黄、赤茯苓、淡竹叶、玄参、麦冬各10g,黄连3g,生石膏(后下)6g,火麻仁6g,灯心草、生甘草各6g,煎服。

(2)虚火上炎证:滋肾养阴,引火归原。知柏地黄丸化裁:知母、黄柏、熟地黄、山药、山茱萸肉、牡丹皮、泽泻、茯苓、红藤各6g,玄参6g,甘草3g,煎服。

二、外治法

皮疹可选用枯矾粉、青黛散、癣药膏等外用,或佩兰30g,蛇床子10g,煎水冲洗女阴部,或用银花、黄连、甘草各6g,煎水拭口内。

第六节 叠 瓦 癣

叠瓦癣,中医学称为花癣、刀癣。俗名树轮癣。

【病因病理】 风湿热虫,侵袭皮肤,郁久风盛,湿热蕴聚,虫淫蔓生,或传染而生。

【症状特点】 主要侵犯躯干与四肢皮肤,从不侵犯毛发。初为丘疹,淡红如粟,破皮如绽,屑似花瓣,形成轮回状的同心圆,剧痒。真菌检查(+)。

【辨证施治】

一、内治法

养血祛风,杀虫止痒。养血祛风汤化裁:生地黄、熟地黄、黄芩、白芍、秦艽、防风各12g,当归、地肤子、白鲜皮各6g,甘草6g,煎服。

二、外治法

搽癣药水(百部、黄精、大枫子、花椒各5g,白酒200ml,浸泡外用),搽癣药膏(土槿皮、雄黄、青黛、黄连各5g,研细粉,凡士林200g调匀外用),交替外用。

第七节 癣 菌 疹

癣菌疹,中医学名为伏鼠疽。

【病因病理】 皮肤久癣不瘥,余毒湿热,虫邪漫浸,湿热壅盛;脾失司运,蕴湿化热,流于经络,输运于肤,散发皮疹。

【症状特点】 夏秋多发,好发手足,偶至小腿胸背。初为针头大小水疱,破流脂水,湿烂结痂,烧灼刺痒。

【辨证施治】

一、内治法

健脾和胃,清化湿热。小温中丸化裁:茯苓、陈皮、六神曲、黄连各9g,白术、香附、苦参各6g,甘草3g,煎服。

二、外治法

黄精30g,丁香15g,徐长卿20g,皂矾5g,煎水冷湿敷,或五倍子粉、枯矾粉各50g,调匀外敷。

第二章 病毒性皮肤病

第一节 单纯疱疹

单纯疱疹,中医学称为热疮、热风症、火燎疮。俗称热疱疮。

【病因病理】外感风邪之毒,或素有蕴热,熏蒸于肺胃;或由肝经湿热,下注前后二阴,上浮口面而成。

【症状特点】好发于皮肤黏膜交界处,如唇缘、眼周、包皮、龟头及外阴部。群集性小水疱,壁厚液清,破后结痂,常留色素沉着,灼热或微痒。偶可用病毒培养、抗体试验、涂片镜检、血清抗体、聚合酶链式反应(PCR)病检等检查协助确诊。

【辨证施治】

一、内治法

(1)肺胃风热证:清热散风。银翘散化裁:银花15g,连翘12g,菊花、栀仁、板蓝根各10g,荆芥穗9g,桑叶6g,生石膏、鲜芦根各30g,生甘草10g,煎服。

(2)下焦湿热证:清热利湿。龙胆泻肝汤化裁:龙胆草6g,生山栀9g,赤白芍各9g,淡子芩9g,车前子15g,泽泻12g,板蓝根30g,生甘草3g,煎服。

(3)阴虚毒盛证:养阴解毒。养阴清肺汤化裁:生地、银花各12g,麦冬、元参、丹皮各6g,贝母、薄荷、炒白芍各3g,连翘9g,生甘草6g,煎服。

二、外治法

三黄软膏外用,腐烂时马齿苋、板蓝根各20g,加水200ml,煎汁做冷敷。

第二节 带状疱疹

带状疱疹,中医学称为缠腰火丹、蛇串疮、火滞疮、蜘蛛疮、甑带疮、蛇窠疮,俗名串腰龙、蛇腰疮。

【病因病理】肝胆湿热,循经蕴肤,脾肺湿热,虫邪游散,体虚血瘀,邪滞经络,肌肤出疱,受阻则痛,病后亦久痛难退。

【症状特点】多发在脑神经或脊神经的感觉神经支部位,如三叉神经、坐骨神经、面神经、耳神经等处。豆大水疱,疱中脐凹,排列成带,常在一侧,多有剧痛,年龄大疼痛重,老者可有后遗神经痛。偶需查血常规、脑脊液、胸片、免疫荧光、疱液涂片、病毒培养或病检。

【辨证施治】

一、内治法

(1)肝火证:泻肝胆实火。龙胆泻肝汤化裁:龙胆草、泽泻、黄芩、栀子、丹皮、木通各9g,连翘、生地各15g,车前子12g,生甘草9g,煎服。

(2)脾湿证:健脾利湿。除湿胃苓汤化裁:苍术、厚朴各6g,陈皮、枳壳、泽泻各9g,白术、猪苓、黄柏、赤苓、滑石块各12g,炙甘草9g,煎服。

(3)血瘀证:活血定痛。活血定痛方化裁:秦艽10g,细辛1g,乌蛇15g,全虫10g,郁金10g,川芎10g,丹参30g,鸡血藤6g,当归9g,乳香6g,没药6g,元胡9g,柴胡6g,生甘草9g,煎服。或肿痛安胶囊(中成药)等内服。

二、外治法

以消炎、干燥、收敛、防止感染为原则。水疱时外用三黄洗剂,已溃时外用如意金黄散。可配合针灸或激光治疗。

第三节　寻　常　疣

寻常疣,中医称为千日疮、疣目、枯筋箭、木刺瘊,俗称瘊子、坚豆肉。

【病因病理】 风邪虫毒搏于少阳胆经,肝失血养,筋气不荣,风热血燥聚于肌肤。

【症状特点】 好发手部、头部、颜面、足部等处。丘疹豆大,刺状突起,边清表干,黯褐坚硬,细长者称为丝状疣,粗条者称为指状疣。偶有触痛。偶可做病检。

【辨证施治】

一、内治法

(1)肝经郁热证:疏肝清热,活血除疣。消肝除疣方化裁:熟地12g,赤芍10g,白芍10g,丹皮10g,桃仁10g,红花10g,牛膝10g,何首乌10g,杜仲10g,赤小豆10g,白术10g,穿山甲10g,酒引煎服。

(2)气滞血瘀证:活血化瘀,软坚散结。桃红四物汤化裁:桃仁15g,红花10g,莪术15g,三棱15g,赤芍15g,板蓝根15g,香附12g,薏苡仁30g,穿山甲12g,鸡血藤20g,玄参15g,甘草6g,煎服。

(3)血虚蕴毒证:活血散结,解毒平疣。活血解毒汤化裁:当归、川芎各9g,紫草12g,丹参15g,板蓝根30g,黄芩10g,白蒺藜30g,防风9g,僵蚕9g,生甘草3g,煎服。

二、外治法

木贼、香附各50g,加水100ml煎水熏洗;鸦胆子油或五妙水仙膏外用;修脚术修治、针刺疗法等。伊可尔(金银花、大青叶、甘参、五倍子)药水外搽。

第四节 扁 平 疣

扁平疣,中医学称为扁瘊。

【病因病理】 脾肺湿热,肝火妄动,外感虫邪,风热蕴郁肌肤。

【症状特点】 好发于颜面、前臂、手背等处。扁平丘疹,散在分布,自搔可行自行接种,呈线条状,偶有微痒。

【辨证施治】

一、内治法

(1)脾湿风热证:健脾祛湿,清热祛风。祛扁疣汤Ⅰ号:当归、黄芪、荆芥、防风、菊花、牛蒡子、桑叶、地肤子、白鲜皮、苦参、茯苓皮、百部各9g,板蓝根15g,蒲公英10g,生薏苡仁6g,煎服。

(2)肺胃蕴热证:清热凉血,和营祛斑。祛扁疣汤Ⅱ号:生地、玄参各12g,石斛、山楂、寒水石、黄芩各9g,蒲公英、生薏苡米、白花蛇舌草各15g,生山栀、全瓜蒌各9g,生甘草3g,煎服。

(3)血虚肝风证:养血平肝,软坚散结。祛扁疣汤Ⅲ号:珍珠母、生牡蛎、灵磁石各30g,当归、白芍、王不留行、穿山甲、百部、旱莲草各9g,钩藤12g,蒲公英15g,黄芪、当归、党参、丹参各9g,煎服。

二、外治法

手部者可选用鸦胆子油点涂,伊可尔点涂,五妙水仙膏点涂;10%板蓝根溶液或苍术9g,细辛6g,陈皮、白芷各12g,板蓝根、贯众各30g,加水200ml,煎洗颜面等处,浓缩米醋外搽手部;耳埋丸;耳针、氦-氖激光光针疗法等。

第五节 传染性软疣

传染性软疣,中医学称为鼠乳、水瘊。

【病因病理】虫邪染侵肌肤,风热相搏,蕴结而生。

【症状特点】多发少儿。好发于躯干、四肢、肩胛、阴囊等处。粟样丘疹,顶为脐窝,可挑出乳酪样物质,名为软疣小体,散在分布,常可自行接种。

【辨证施治】

一、内治法

多发者宜清热祛风,活血软坚。软疣汤化裁:土茯苓、生薏仁各35g,败酱草、紫草根、板蓝根、连翘、大青叶、薄荷各15g,蚤休10g,儿童半量,煎服。

二、外治法

旱莲草、马齿苋各25g,冰片5g,75%酒精445ml,浸泡后处搽;五妙水仙膏外搽;板蓝根30g,紫草、香附各15g,桃仁9g,煎水洗擦,每日多次。

第六节　跖　　疣

跖疣,中医学名为雌雄狐刺疮、牛程寨、牛棰寨。

【病因病理】多为奔走急剧,热足受凉,外受风寒虫邪,毒邪蕴集,以致气血滞凝而生。

【症状特点】好发足底或趾间,角化性丘疹,黄豆大小,表面粗糙,削去硬皮,呈孔丝状,为角质软芯,名为"镶嵌疣",疣周有角质环,有压痛、捏痛。也可自行传染或传染他人。

【辨证施治】

一、内治法

清热解毒,活血软坚。跖疣灵化裁:板蓝根、大青叶各15g,蒲公英30g,生地、三棱、莪术、桃仁、僵蚕、炙百部各9g,生甘草4g,煎服。

二、外治法

跖疣浸泡液:木贼、香附、板蓝根、马齿苋各10g,红花、紫草、桃仁、赤芍各6g,加水2000ml,煎开,加食盐15g,趁热(约40℃左右)浸泡病足,每次浸泡30～40分钟,浸泡后用刀片削去厚皮,外涂30%生半夏霜。煎泡药水放回原锅内,以后加热再用,每剂可连用2～4天(夏2天、冬4天),轻者1个月,重者4个月,可愈。

生半夏细粉,或紫硇砂细粉,胶布贴封,3～6日一换;五妙水仙膏或鸦胆子油点涂。

三、医案选

张某,男,45 岁。2004 年 10 月初诊。患者双足底、趾间及甲缘先后发生赘疣物 50 多颗,已有七年病史。经过多方医治,如修治、冷冻、激光、微波、手术等均无疗效,现行走疼痛,且疣数日益增多,病家痛苦万分。

辨证:跖疣(染毒扩散证)。辨治:清热解毒,活血软坚。本病需内外合治,而以外治法为主。可选跖疣灵化裁煎服,外用跖疣浸泡液,一月后赘疣已脱落一半以上。后赘疣脱落速度变慢,在原方中加丹参、当归、川椒、明矾后继续浸泡,三个月后疣体落退干净而愈。

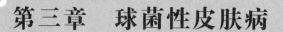

第三章 球菌性皮肤病

第一节 脓　疱　疮

脓疱疮,中医学称为黄水疮、滴脓疮。

【病因病理】夏秋时节,暑湿交蒸,外感热毒,郁于腠理,腐面成脓,小儿肤嫩,长夏湿热,邪毒互染。

【症状特点】多发暴露部位,如颜面、四肢等处。初起水疱,旋变脓疱,周绕红晕,疱液混浊,壁破糜烂,干结脓痂,色为蜜黄,愈后无瘢痕。瘙痒,兼有畏寒发热、臀核肿大、尿赤尿频等。必要时可做脓液涂片,或细菌培养。

【辨证施治】

一、内治法

(1)湿热毒感证(金黄色葡萄球菌性大疱型脓皮病):清热泻火,祛湿解毒。消脓方化裁:金银花9g,连翘6g,赤芍6g,杏仁2g,白茯苓6g,木通6g,山楂9g,滑石6g,生薏苡仁9g,黄芪9g,绿豆衣9g,天花粉3g,黄连3g,生甘草2g,煎服。

(2)风热毒盛证(链球菌性脓痂型脓皮病):清热疏风,祛湿解毒。除脓方化裁:当归9g,生地12g,牛蒡子6g,荆芥6g,防风6g,蝉衣3g,苍术9g,滑石3g,木通9g,生石膏15g,苦参6g,生甘草1g,煎服。

二、外治法

初起脓疱时,外用三黄洗剂、寒水石洗剂;糜烂时,外用黄柏、生大黄、苦参、蒲公英、百部、金银花各10g,加水500ml,煎成250ml药汁,冷后湿敷;脓痂时外用三黄膏、紫白锌氧油等。

第二节 继发性脓疱疮

继发性脓疱疮,中医学称为脓窝疮。

【病因病理】因原有皮肤病如湿疹、疥疮、痱子、皮炎、虫叮等搔抓,外感虫毒;肺经有热,脾经有湿,二气交感,蕴蒸肌肤而生。

【症状特点】在原有瘙痒性皮肤病处,皮疹加重延扩,初为丘疹,后为脓疱,搔破渗脓,脓疱又燃,瘙痒、灼痛。脓液可做涂片及细菌培养。

【辨证施治】

一、内治法

清热解毒,祛湿止痒。萆薢渗湿汤化裁:黄连6g,黄芩9g,银花9g,连翘9g,赤芍6g,丹皮9g,萆薢9g,生薏苡仁12g,赤茯苓9g,生甘草3g,煎服。

二、外治法

先用蒲公英、紫花地丁各30g,加水300ml,煎成100ml药汁,冷后敷搽;脓痂者外用紫白锌氧油(紫草粉10g,白芷粉10g,氧化锌粉40g,芝麻油100ml,调匀而成)。

第三节　新生儿脓疱疮

新生儿脓疱疮,中医学称为香瓣疮。

【病因病理】外感毒邪,脾肺湿热,幼儿肤嫩,热毒郁于皮毛而染。

【症状特点】多发于4～10天的新生儿,以颜面、四肢、胸背等多发,亦可延至口内。豆大小脓疱,破后糜烂,色红异臭,干涸结痂,呈米黄色。可兼有发烧、肺炎、绿便,甚至可有败血症、脑膜炎等,危及生命而死亡。应做脓疱疮液涂片、细菌培养,血、尿常规等检查。

【辨证施治】

一、内治法

清热凉血,祛湿解毒。黄连解毒汤合萆薢渗湿汤化裁:黄芩6g,黄连2g,金银花9g,连翘3g,萆薢3g,生薏苡仁9g,六一散3g(包),生山栀3g,制大黄1g,煎服。

二、外治法

外治法同脓疱疮。

三、医案选

章某,女,5个月。2004年10月初诊。颜面及胸背部起绿豆大脓疱,糜烂异臭,兼有发热、绿便,中性白细胞升高,青霉素过敏,外用莫匹罗星软膏、复方多黏菌素软膏及琥乙红霉素等无效。发病后6天会诊。

辨证:新生儿脓疱疮(热毒证)。治则:清热凉血,祛湿解毒。方选黄连解毒汤合萆薢渗湿汤加减。因疮面糜烂渗脓,用黄柏、苦参、蒲公英、百部、银花、紫草各10g,加水500ml,煎成250ml药汁,做冷湿敷。三天后疮面干痂,改用紫白锌氧油外擦一周后而愈。

第四节　葡萄球菌性烫伤样皮肤综合征

葡萄球菌性烫伤样皮肤综合征,又名新生儿剥脱性皮炎。中医学名为王烂疮。

【病因病理】 稚儿先天禀赋不足,脏腑实热,热气熏蒸肌肤,外感湿毒浸淫,湿热相搏,蒸发大疱,疱膜大片剥脱而成。

【症状特点】 多发于学龄前儿童。初在口周及眼周发生红斑,后迅速蔓延至躯干四肢,红斑上形成松弛性大疱及糜烂渗液,Nikolsky征(＋)。口周及眼周有结痂及放射状皲裂。皮疹有手套样及袜套样脱屑、糠秕样脱屑。轻者7～14天可愈,重者可致死亡。兼有发热、呕吐、腹泻、败血症、肺炎等。应查血常规、肝功能、血清细菌培养;咽壁等处分泌物培养,可见凝固酶阳性的金黄色葡萄球菌,属噬菌体第Ⅱ组71型及80/81型。病检可作为参考。

【辨证施治】

一、内治法

凉血清营,利湿解毒。清瘟败毒饮化裁:石膏9g,生地9g,水牛角30g,黄芩6g,栀子3g,知母3g,赤芍3g,元参3g,连翘3g,丹皮6g,竹叶3g,冬瓜皮9g,茯苓皮9g,滑石6g,生甘草1g,煎服。

二、外治法

贯众15g,黄柏30g,加水500ml,煎水冷后冷湿敷或外搽;也可外用三黄膏、紫草油、清凉膏等。

第五节　细菌性毛囊炎

细菌性毛囊炎,中医学称为发际疮、鬓毛疮、发际疡。

【病因病理】 内郁湿热火毒,外受风邪侵袭,毒热相搏,蕴聚肌肤而成。

【症状特点】 多发于头皮、后颈、背部、四肢等处。红色毛囊性丘疹,顶端迅速化脓,周有红晕,散在分布。痒痛俱有,反复发作,故称复发性毛囊炎。涂片为革兰染色阳性球菌,培养为金黄色葡萄球菌。

【辨证施治】

一、内治法

(1)热毒夹风证(急性期):清热凉血,祛风解毒。五味消毒饮化裁:金银花15g,紫花地丁15g,野菊花9g,天葵子9g,蒲公英12g,赤芍15g,生甘草3g,黄连6g,黄芩9g,煎服。

(2)气虚邪恶证(慢性期):益气托毒,清热解毒。益气祛邪汤化裁:炙黄芪10g,党参10g,生地30g,天冬10g,麦冬10g,石斛10g,忍冬藤10g,地丁10g,野菊10g,蚤休10g,生甘草3g,煎服。

二、外治法

外用三黄膏、紫花地丁软膏等;黄柏、黄芩、黄连各5g,白酒100ml浸泡3天后外搽;针灸疗法(主穴为大椎、陶道、风池等),拔火罐疗法:委中穴点刺后再行拔罐。

第六节　枕骨下硬结性毛囊炎

枕骨下硬结性毛囊炎,中医学称为肉龟。

【病因病理】先天禀赋不足,内有湿热火毒,复感毒邪浸淫,气血瘀滞,以致蚀烂肉厚,疤坚皮痒。

【症状特点】好发于枕骨及后颈发际处之间,先为毛囊性丘疹,群集融合,横行带状,触之坚硬,压之溢脓,硬块高起,表面光滑,边界隆出,毛发穿出,极似杂草,久难消退。疙瘩痒痛,病程迁延,形似"肉龟"。

【辨证施治】

一、内治法

清热利湿,活血解毒。除湿解毒汤化裁:白鲜皮9g,豆黄卷12g,生薏苡仁12g,土茯苓12g,山栀子6g,丹皮6g,金银花15g,青连翘12g,紫花地丁10g,滑石块15g,木通6g,丹参9g,莪术3g,生甘草3g,煎服。

二、外治法

外用三黄膏、紫草油等;针刺疗法:合谷、曲池、内关,采用中强刺激手法,每天1次。

第七节　头皮脓肿性穿掘性毛囊周围炎

本病中医学称为蟮拱头。

【病因病理】小儿禀受悠远,父精母血蓄毒,外受热毒浸淫,蕴结头部皮肉而生。

【症状特点】夏秋多发,儿童多见。头皮顶部及后部,或延扩至整个头皮。初为黑头毛囊性丘疹,逐成结节,继发脓肿,触之柔软,压似海绵,内藏暗道,互相通连,道口溢脓,腥臭胶汁,毛发稀脱,愈后留瘢痕。轻微痒痛。

【辨证施治】

一、内治法

清热解毒,疏风散结。五味消毒饮化裁:金银花15g,野菊花6g,紫花地丁12g,蒲公英12g,天葵子9g,黄柏9g,黄芩9g,荆芥6g,防风6g,当归9g,丹参6g,煎服。

二、外治法

初起时,用蛇床子、侧柏叶、马齿苋、芙蓉叶、大黄、苦参、黄柏各10g,加水1000ml,煎成500ml药汁,凉后洗敷,再外搽三黄膏;若疮口久不收敛,外用九一散捻插入疮口;若头皮窜空,宛如皮囊者,应做十字型切开排脓,5%黄连溶液冲洗换药。

第八节　疖　与　疖　病

疖病,中医学称为暑疖、热疖、疖疮。

【病因病理】暑热时季,肌肤不洁,邪入毛孔,正气虚弱,抗邪不力,或脏腑蕴热,毒从内发,留连肌肤,亦致气血壅滞,热腐成疖,若正气再虚,必成疖病。

【症状特点】夏秋多发。好发头皮、颈周、臀部等处。初为结节,逐日增大,米大至樱大,或至杏核,形似半球,顶有脓塞,由硬变软,破头溢脓,浓汁带血,愈后多留瘢痕。多发者称为疖病,伴胀痛、跳痛、发烧等。

【辨证施治】

一、内治法

清热解毒。仙方活命饮化裁:金银花15g,赤芍10g,乳香6g,花粉10g,贝母10g,白芷6g,陈皮10g,生地10g,牡丹皮6g,皂刺6g,归尾6g,人参9g,黄芪9g,

当归6g,生甘草3g,煎服。

二、外治法

外敷如意金黄散,酒调糊剂,外搽三黄膏、紫花地丁软膏。另可配合针灸疗法、膏药疗法等。

第九节 化脓性汗腺炎

化脓性汗腺炎,中医学称为漏腋、软脓疖。俗名脓包。

【病因病理】 皮肤不洁,潮湿多汗,搔破染毒,肝脾湿热,气滞血凝,蕴脓于肤。

【症状特点】 好发中青年女性。主发在大汗腺区,如腋窝、外生殖器、乳晕、腹股沟及肛周等处。初为硬结,杏核大小,渐成脓肿,触之柔软,但无脓栓,破后流脓,偶有窦道。皮疹处散发多数黑头粉刺,具有诊断意义。愈后留瘢痕,伴疼痛、发热等,可做血常规检查。脓液培养为金黄色葡萄球菌。

【辨证施治】

一、内治法

清热凉血,祛湿解毒。柴胡清肝汤化裁:柴胡12g,黄芩12g,牛蒡子12g,连翘10g,赤芍9g,丹皮9g,龙胆草12g,银花15g,苍术10g,黄芪9g,当归9g,生甘草3g,煎服。

二、外治法

早发时外用三黄洗剂、三黄膏。脓肿切开后可用5%黄柏溶液冲洗,再用拔脓净散(制乳香、制没药、炙穿山甲各10g,红升1g,共研细粉拌匀)换药。

第十节 下 肢 丹 毒

下肢丹毒,中医学称为流火、腿游风。

【病因病理】 素有脚湿气、外伤、搔破等而染虫邪;湿热下注,化火为毒。日久湿热蕴恋,经脉凝滞,气血不畅,毒热如丹而发。

【症状特点】 农民、渔民、山民下肢受损及兼有脚湿气者多发。好发于腿胫足踝等,多为单侧。急骤发病,状如伏掌,或如绳索,红线上行,胯间臖核。斑红如丹,日久色黯,反复恋发,多成象皮肿,名谓"大脚风"、"无名肿毒"。拒按压痛,兼有发热战栗等。血常规白细胞总数及中性粒细胞升高,尿常规偶有蛋白尿

59

及管型尿,必要时可做病检。因由 A 族 B 型溶血性链球菌所致,应注意肾炎、皮下脓肿、败血症的发生。

【辨证施治】

一、内治法

(1)湿热下注证:清热解毒,和营利湿。萆薢苍术汤化裁:当归尾 9g,赤芍 9g,川牛膝 9g,牡丹皮 9g,黄柏 9g,金银花 15g,连翘 12g,紫花地丁 12g,萆薢 15g,生薏苡仁 12g,野赤豆 12g,煎服。

(2)毒邪内攻证:清心开窍,凉血解毒。清热凉血汤合黄连解毒汤化裁:鲜生地 30g,赤芍 9g,丹皮 9g,黄连 6g,黄芩 9g,黄柏 9g,连翘 12g,银花 15g,水牛角 30g,紫雪丹 3g(分 2 次吞服),煎服。

二、外治法

外用三黄洗剂,如意金黄散醋调糊剂;配合耳针、针刺疗法、放血拔火罐疗法。

第四章　杆菌性皮肤病

第一节　寻常性狼疮

寻常性狼疮,中医学称为鸦啗疮、流皮漏,俗名狼咬脸。

【病因病理】 外感毒邪,气血不足,阴虚痰结。

【症状特点】 好发颜面,尤其是鼻颊部,以及臀部、四肢。先为结节,苹果酱色,触之柔软,破溃结瘢痕,一面吸收,一面又发新结节(狼疮结节)。不痛不痒。也可形成特殊表现(扁平型、肥厚型、剥脱型、硬化型)。玻片压视(＋),称"苹果酱结节",探针检查(＋),称"探针贯通现象"。结核菌素试验(OT)阳性者有过结核菌感染或已建立免疫力;若强阳性者体内可能存在活动性病灶;若阴性者也不能完全排除感染的可能性。胸透及胸片可发现病灶。应做脓液(干酪样物质)涂片及培养,病检有意义,PCK 可检测出结核菌 DNA。

【辨证施治】

一、内治法

养阴除痰,化瘀散结。海藻玉壶汤化裁:海藻 9g,贝母 12g,陈皮 9g,海带 15g,青皮 9g,川芎 6g,当归 9g,半夏 1g,连翘 9g,独活 3g,女贞子 12g,紫丹参 9g,生甘草 6g,煎服。

二、外治法

结节者外用结乳膏(铜绿、血竭、乳香、没药、信文、麝香各 3g,凡士林 100g,调制);破溃者外用祛腐生肌散(红粉 1g,铅粉 1g,轻粉 1g,生龙骨、象皮、乳香、没药、冰片各 10g,共研细粉,调制);或肤疡散外敷换药。

第二节　疣状皮肤结核

本病在中医学称为失营疮,俗名块破疹。

【病因病理】 素体虚弱,阴虚内热,复感虫邪,肌肤受犯,气滞血虚,郁阻成斑。

【症状特点】 多发外伤暴露部位,如手指、手背、足部、臀部等处,或被结核杆菌接种处而发。疣状结节,逐成斑片,外围红晕,表面隆起,多呈乳状,复以皮痂,间有溃疡,压之溢脓,脓汁黄稠,中央自愈,凹状结疤。不痛不痒,病检有意义,OT 试验(＋),脓汁涂片可找到结核杆菌。

【辨证施治】

一、内治法

益气养血,软坚化痰。补中益气汤化裁:生黄芪 15g,党参 15g,当归 10g,白术 10g,茯苓 10g,鸡血藤 15g,红花 10g,夏枯草 15g,土贝母 10g,连翘 10g,陈皮 10g,甘草 10g,煎服。

二、外治法

紫金锭醋调外用。

第三节　颜面播散性粟粒性狼疮

本病俗称面豆瘤。

【病因病理】 肺肾阴虚,痰热阻滞,以致毒邪结聚肌肤而生。

【症状特点】 中老年者多见。好发颜面,或可延犯耳轮、颈项、肩胛、腋窝、四肢。褐色丘疹,质软透明,米粒大小,表面光泽,顶为脓点,融成堤状,常可破溃,愈后结瘢痕,不痛不痒,病程缠绵。病人无其他结核病灶,皮疹内查不到结核杆菌,抗结核治疗无效。可能为一种微丘疹型肉样瘤病。结核菌素试验(－)。用玻片压按皮疹(＋)呈苹果酱色,有助于临床诊断,病检可作为参考。

【辨证施治】

一、内治法

补肺益肾,清热软坚。补肺益肾汤化裁:生地 15g,玄参 12g,麦冬 10g,鳖甲 10g,菟丝子 9g,川断 6g,女贞子 12g,黄芩 9g,百部 6g,夏枯草 6g,鱼腥草 9g,海藻 6g,牡蛎 9g,丹参 9g,皂角 6g,生甘草 6g,煎服。

二、外治法

外用结乳膏、紫草油;10% 狼毒针剂可采用局部封闭、穴位封闭(合谷、迎香)均可。

三、医案选

李某,女,35 岁。2007 年 11 月初诊。颜面及耳部起褐色针孔大丘疹,不痛不痒3年多,久治未愈。一年来增多,中央有脓点,边缘呈堤状,破后成瘢痕,影响美观。后经临床及病理检查等,证实为"颜面播散性粟粒性狼疮"。辨证:肺虚肾亏证。治则:补肺益肾,清热软坚。方选补肺益肾汤加减,同时外用紫草油膏。2个月后皮疹基本消退。

第四节　丘疹性坏死性结核疹

本病俗称为紫点疮。

【病因病理】 肝肾不足,湿热下注,以致气血凝滞肌肤而致。

【症状特点】 春秋时节多见,青年多发。常在四肢伸侧,尤以关节部位为多。先为坚实结节,芝麻绿豆大小,色呈紫红,中心可坏死,干枯结痂,去痂后为小溃疡,愈后留瘢痕。不痛不痒,病程缠绵,日久不愈。

【辨证施治】

一、内治法

调补肝肾,清热利湿。补肝益肾汤化裁:熟地15g,制首乌12g,菟丝子9g,当归9g,丹参9g,黄柏9g,川牛膝9g,炒苡仁9g,白术9g,怀山药9g,生甘草3g,煎服。

二、外治法

外用清凉膏,或青黛散,香油调搽。

第五节　硬　红　斑

硬红斑,中医学称为梅核疳、驴眼疮、腓腨发。

【病因病理】 寒湿外来,气血蕴阻,以致气血瘀阻,聚结肌肤而生。

【症状特点】 多发于青年女性。好发于小腿屈侧面。皮下结节,与肤粘连,色呈紫红,不高皮面,触之坚实,偶可破溃。有酸痛、压痛。病程慢性,经常复发。常伴内脏结核,但抗结核治疗常无效。

【辨证施治】

一、内治法

温阳通滞。阳和汤化裁:熟地9g,鹿角胶12g,肉桂3g,姜炭6g,麻黄3g,炙山甲9g,海藻6g,山慈菇3g,党参12g,炙黄芪15g,陈皮6g,生甘草1g,煎服。

二、外治法

石吊兰 30g,黄酒 100ml,浸泡后外用;未破处外用消核膏;溃破处外敷生肌玉红膏。

第六节　麻　风　病

麻风病,中医学称为大麻风、恶风、天刑、恶疾、疠疡、癞风等。

【病因病理】 禀素体虚,腠理不密,卫外失固,复感疠气(麻风杆菌),以致毒侵躯体,内犯血脉,外聚肌肤而致。

【症状特点】 南方比北方多,沿海沿江比内陆山区流行严重。五损表现为:肺损,即落眉;肝损,起紫疱;肾损,脚底穿孔;脾损,遍身如癣;心损,侵犯眼目。五死表现为:皮死,麻木不仁;肉死,割切不痛;血死,溃疡无脓;筋死,手足脱落;骨死,鼻梁崩塌,唇翻声哑。光谱分类本病分为:结核样型麻风(TT)、界线类偏结核样型麻风(BT)、中间界线类麻风(BB)、界线类偏瘤型麻风(BL)、瘤型麻风(LL)。并可发生麻风反应:Ⅰ型(细胞免疫型)、Ⅱ型(免疫复合物型)变态反应。实验室检查:客观试验(组胺试验、毛果芸香碱试验、立毛肌功能试验)麻风分枝杆菌检查、组织病理检查。

【辨证施治】

一、内治法

(1)虫毒实证(结核样型麻风):解毒杀虫,祛风利湿。解毒汤化裁:苦参15g,苍耳 15g,蛇床子 15g,夏枯草 15g,鸡血藤 30g,丹参 20g,红花 9g,三棱 9g,莪术 9g,伸筋草 9g,黄芪 12g,大枫子 3g,天麻 9g,生甘草 3g,煎服。

(2)毒淫虚证(瘤型麻风):扶正祛邪,解毒活血。扶正汤化裁:党参 15g,元参 15g,石斛 9g,苦参 9g,苍耳 9g,大枫子 9g,赤芍 9g,丹参 9g,鸡血藤 9g,炙甘草 3g,煎服。

(3)虚实夹杂证(未定类及界线类):扶正祛邪,祛风解毒,杀虫通络。杀虫通络汤化裁:黄芪 15g,党参 10g,沙参 10g,当归 10g,黄精 15g,苦参 15g,苍耳子 15g,大枫子 15g,白花蛇舌草 10g,乌梢蛇 10g,鸡血藤 30g,丹参 20g,煎服。

二、外治法

结节处外用一扫光;破溃处外用紫草油换药;面瘫、鹰爪手、垂足等可行针灸疗法。

第七节 类 丹 毒

类丹毒,中医学称为伤水疮。俗名猪刺疮。

【病因病理】 操作不慎,被猪骨、鸡骨、鱼刺等刺伤肌肤,湿热毒邪,乘隙袭入,久蕴斑起。

【症状特点】 多为食品加工厂、屠宰厂工人,或渔业者,菜市场杀生猪、鸡、鸭者。多发手指部,可延至手背等处。红色痛点,紫红斑片,边界清楚,中央隆起,偶有小疮。瘙痒、刺痛,偶可发热、关节痛,严重时可兼有败血症。败血症者血培养为猪丹毒杆菌。

【辨证施治】

一、内治法

(1)毒邪阻络证(早期):清热利湿,活血解毒。七星剑化裁:银花15g,野菊花9g,半枝莲9g,地丁12g,草河车15g,蒲公英12g,连翘9g,丹皮9g,生甘草3g,煎服。

(2)毒热入营证(晚期):凉血解毒,清心开窍。清瘟败毒饮化裁:生石膏30g(先下),知母12g,生地黄20g,赤芍15g,牡丹皮15g,黄连6g,黄芩10g,栀子10g,连翘15g,白茅根15g,淡竹叶15g,重楼12g,甘草6g,煎服。

二、外治法

外用紫金锭,或三黄膏,配合针灸疗法。

第五章　昆虫及动物性皮肤病

第一节　虱　病

虱病,中医学称为八角虫疮。

【病因病理】病原为八角虫(虱子)。患者往往洗浴不勤,衣被不洁,皮肤污秽,汗积尘湿,内衣油腻,毛发屑多,湿热生虫,或疫行相染而生。

【症状特点】冬春时节多发。儿童、成人均可发病,妇女及儿童中头虱多见,男性衣虱稍多,男女性乱者则阴虱常见。好发于头皮、躯干及阴部。头虱:寄生于头发,虱卵黏附毛干上,虱多群居,耳后尤多,叮咬皮肤,丘疹结痂;衣虱:又名体虱,寄生衣缝,丘疹风团,顶有咬痕,抓痕血痂;阴虱:目前最为多见,寄生阴毛,卵附毛干,咬处丘疹、抓痕血痂。均有瘙痒,可兼肾炎。病原体检查:选择早期未搔破的完整毛干及白点处,镜检可查见虱及卵。

【辨证施治】

一、内治法

一般不用,若皮肤焮红湿烂者,清热利湿,杀虫解毒。五味消毒饮化裁:紫花地丁 10g,银花、野菊花、天葵子、蒲公英各 6g,苦参 9g,生甘草 3g,煎服。

二、外治法

头虱选用 50% 百部酊外搽,连用 3 天,第 4 天洗头、篦头;衣虱:洗换衣被,外用 10% 百部地肤子酊;阴虱:外用 50% 百部酊、10% 樟脑酊、灭阴虱酒(百部 15g,苦参 15g,地肤子 15g,黄精 15g,白酒 200ml,浸泡 2 天后可用)。

三、医案选

赵某,男,45 岁。2013 年 2 月初诊。阴毛处瘙痒 3 周。在另院误诊为"阴部湿疹",给枸地氯雷他定片口服,外用地奈德软膏无效而来。乳白色阴虱寄生于阴毛上,虱卵附着于毛干上,皮肤上有丘疹、血痂、抓痕,裤头内有酱色虱粪。

辨证:虱病(虫毒证)。外治法:杀虫止痒。灭阴虱酒外擦,每日 3 次(需剃去阴毛)。5 天后治愈。

第二节　桑毛虫皮炎

桑毛虫皮炎,中医学称为金蚕毒。

【病因病理】桑毛虫,中医称为金蚕虫,其老熟幼虫浑身有黑斑,斑上有毛瘤及毒毛,若毛刺入体表,毒邪蕴结于肌肤,即毛刺能蜇人,毒汁能发疹。

【症状特点】以桑农、果农、林农及地质等野外工作者为多,7～10月份发病居多。好发颈圈、胸背、上肢等暴露部位。斑丘疹、水疱、风团、糜烂,结痂菲薄。奇痒,彻夜难眠,毒毛刺眼,目红畏光。

【辨证施治】

一、内治法

清热解毒,杀虫止痒。虫毒解毒汤化裁:龙胆草9g,黄芩9g,栀子9g,赤芍9g,紫草6g,白茅根30g,木通3g,泽泻3g,生地9g,车前子9g,煎服。

二、外治法

红斑丘疹处,外用三黄洗剂,或滑石粉30g,寒水石15g,冰片2g,枯矾3g,共研细粉外扑;糜烂渗汁处,黄柏、菊花、甘草各10g,加水500ml,煎成250ml,冷敷。眼病时外用紫金锭眼膏。

第三节　松毛虫皮炎

松毛虫皮炎,中医学称为毛虫病。

【病因病理】松毛虫,中医称为杂毛虫,其幼虫身上全覆黑色刚体毒毛,或蜕皮及茧上亦存在毒毛。因杂毛虫极毒,凡人接触者,毒毛刺入手足等肌肤后,自皮至内,自肉至骨。

【症状特点】多见于种植松树的丘陵地区、林场、公园、绿化区,4～11月份,农林劳动者、旅游者、地质工作者等。可侵犯肌肤、筋骨、耳壳、眼睛等处。皮疹多为红色斑疹、斑丘疹、风团、水疱、血肿,或耳壳焮肿,眼红失明。刺痒不堪,灼痛无比,关节肿痛,伸屈不利,辗转呻吟。

【辨证施治】

一、内治法

(1)皮疹湿热证(皮疹型):清热祛湿,杀虫解毒。黄连解毒汤化裁:黄连、黄芩、黄柏、栀子各9g,银花6g,生甘草3g,煎服。

(2)阻络筋痛证(关节型):疏风清热,化湿通络。关节止痒汤化裁:桂枝 1g,生石膏 10g,知母 9g,茅术 6g,忍冬藤 10g,黄柏 9g,草薢 15g,生薏苡仁 12g,蚕砂 12g,生甘草 3g,煎服。

二、外治法

皮疹处用胶布或透明胶带反复粘去毒毛;使用肥皂水或碱性水(5% 氨水)冲洗,以中和毒汁;外用 1% 薄荷溶液、5% 黄柏溶液外搽。关节肿痛处外敷 10% 鱼石脂软膏。

第四节　刺毛虫皮炎

刺毛虫皮炎,中医学称为喇虫病、射工伤。

【病因病理】刺毛虫,中医又名喇虫、豆刺虫、射工。我国常见的为黄刺蛾及绿刺娥的幼虫。此虫体表上覆有大量细管状毒毛,伤人后毒邪蕴结肌肤而致。

【症状特点】每年 6～9 月间,接触者均可发病。常在面颈、前臂等暴露部位发疹。米粒大小的淡红色丘疹风团,水疱坏死,伴有瘙痒、灼热、刺痛。

【辨证施治】

一、内治法

清热解毒,利湿止痒。五味消毒饮化裁:金银花 15g,蒲公英 30g,野菊花 10g,鱼腥草 15g,半边莲 15g,徐长卿 10g,白鲜皮 10g,防风、羌活各 9g,土茯苓 30g,生甘草 3g,煎服。

二、外治法

初起时,可用膏药加热熔化后,或胶布贴膏、伤湿止痛膏等,粘贴患者,并立即撕下,多次反复,可将毒毛拔出,再外用三黄洗剂,或丹皮酚软膏。

第五节　螨 虫 皮 炎

本病中医称为沙虱病。俗名谷痒症。

【病因病理】谷物、食糖、草席或草丛枯枝,因久蕴湿热,有蒲团虫、粉米样虫和柯柯豆米样虫等滋生繁殖,恶虫乘腠理不密而刺咬肌肤,湿热蕴聚而生。

【症状特点】每年 6～9 月份多见。其中农民、山民以及搬运、保管、销售或使用草席制品者,均可发病。好发于颈周、胸背、四肢等暴露部位。红色丘疹、丘疱疹、水疱,间夹红斑及风团。剧烈瘙痒,夜间尤甚,影响睡眠。

【辨证施治】

一、内治法

祛风清热,除湿解毒。消风导赤汤化裁:生地、赤苓皮、白鲜皮、银花各10g,木通、薄荷、黄连、灯心各6g,生甘草3g,煎服。

二、外治法

雄黄、寒水石各3g,白矾、滑石粉、炉甘石各10g,各研极细粉混匀,加入纯净水100ml,摇匀外用;三黄洗剂外用。

第六章 寄生虫类皮肤病

第一节 疥 疮

疥疮,中医学也称为疥疮,俗名痒疥。

【病因病理】卫生不佳,相互传染,沾染疥虫。风湿热虫,郁蕴皮肤而生。若各经蕴毒,日久则湿热不清,阴囊疥豆瘙痒难受。

【症状特点】可发生于任何年龄,而以青壮年为主,常在家中、居所、旅社、车船、洗澡池、游泳池等处造成流行。多发于指缝、腕屈、肘窝、下腹、腋下、股内等处,表现为丘疹、水疱、隧道、血痕。阴部可发生疥疮结节。皮疹可兼发湿疹、脓疮、肾炎等。可做疥虫检查、墨水试验。

【辨证施治】

一、内治法

(1)风湿热阻证(继发感染型):清热利湿,疏风止痒。消风散化裁:荆芥10g,防风10g,金银花15g,连翘10g,蝉蜕6g,苦参15g,黄柏15g,生地黄15g,萆薢15g,徐长卿15g,地肤子10g,牡丹皮9g,煎服。

(2)痰火郁结证(疥疮结节型):清肝泻火,化痰散结。海藻玉壶汤化裁:黄芩15g,柴胡15g,川楝子9g,生地黄12g,海藻15g,浙贝母15g,佩兰9g,萆薢9g,郁金9g,牡丹皮6g,红花6g,徐长卿12g,煎服。

(3)湿热化毒证(合并肾炎型):清热解毒,利水消肿。八正散合五味消毒饮化裁:金银花20g,蒲公英20g,紫背天葵9g,半枝莲10g,木通10g,车前草10g,大黄9g,灯心草10扎,玉米须10g,土茯苓30g,六一散15g(包煎),煎服。

(4)血虚风燥证(瘙痒症型):养血润燥,祛风杀虫。当归饮子丸化裁:当归10g,白芍10g,熟地黄20g,制首乌20g,生地黄10g,荆芥10g,防风10g,甘草6g,煎服。

二、外治法

硫黄软膏从颈下搽遍全身,每日2次,连用4~10天。成人用10%,儿童用5%,搽药期间不洗澡、不更衣。不愈后可复治。

三、医案选

鲍某,男,24岁。2009年3月初诊。阴囊起小疙瘩,剧烈瘙痒,影响工作已2年多。2年前患过"疥疮",采用1%疥灵霜及优力肤乳膏外用后痒轻而未继续治疗。半月后阴囊渐起丘疹疙瘩,后诊断为"疥疮结节",经冷冻疗法、局封疗法、外搽疗法等无效。

辨证:痰火郁结证。治则:清肝泻火,化痰散结。方药:海藻玉壶汤化裁内服,外用除湿止痒软膏(中成药)。2周后痒疹变平变小,瘙痒减轻。后加服中成药润肤止痒胶囊,并配合外搽氢化可的松乳膏,1个月后痊愈。

第二节 毛囊虫病

本病属中医的虫证范畴。俗名脂虫病、皮螨疮。

【病因病理】 蠕形螨是一种永久性寄生螨。人蠕形螨有两种:毛囊蠕形螨、皮脂蠕形螨。从卵经幼虫、若虫至成虫一个生活周期为半月。多寄生在皮脂腺和毛囊中,虫体增多,死虫刺激,继发感染,滥用激素,致使肌肤内虫邪蕴集而致病。

【症状特点】 好发青年人的面部,以鼻翼、额颊、颏部最易发病。红斑初起,后呈丘疹脓疱、结痂脱屑,日久鼻部皮肤增厚,毛囊口扩大,毛细血管扩张,形成永久性红斑,类似酒渣鼻或痤疮。病程缓慢,可分三期:皮肤潮红期、丘疹脓疱期、脓疱出血期。采用挤压法或透明胶带粘贴法,常可镜检到毛囊虫或虫卵。

【辨证施治】

一、内治法

清热解毒。清胃散化裁:枇杷叶10g,桑白皮10g,栀子6g,土大黄10g,生槐花15g,凌霄花10g,牡丹皮10g,生地黄15g,鸡冠花10g,玫瑰花10g,煎服。

二、外治法

可用5%~10%硫黄霜外搽。

第三节 滴虫病

本病又称滴虫性阴道炎,中医学名为阴蟹。

【病因病理】 忽视卫生,阴户不洁,可经过同房、便盆、内裤等,滴虫侵入阴内做阿米巴运动,消耗糖原,阻碍酵解,阴道由酸性变为中性或碱性;七情郁火,损脾失职,水湿停滞,故而滴虫繁殖,湿热下注,蕴积疹痒。

【症状特点】多见于中老年男女,以女性为多。常在女性阴户及阴道处发病。阴道黏膜鲜红,覆盖斑状假膜,常有泡沫状白带;若兼感染,可使黏膜出血而成赤带。偶尔男性被染,可致尿道炎及前列腺炎。局部瘙痒及烧灼感。黏液采用悬滴法、玻片法、培养法均可查见阴道毛滴虫。男性可做尿液、前列腺检查。

【辨证施治】

一、内治法

(1)湿热下注证(早期):清热利湿,杀虫止痒。龙胆泻肝丸化裁:龙胆草、生地黄、泽泻、柴胡、栀子各10g,黄芩12g,木通、当归、车前子各6g,甘草6g,煎服。

(2)肝脾亏损证(中期):疏肝和脾,清热祛湿。清肝渗湿汤化裁:黄芩、栀子、当归、生地、白芍各9g,川芎、柴胡、花粉各6g,龙胆草、泽泻、木通各9g,甘草3g,煎服。

(3)肾阴虚亏证(晚期):补肾滋肝,清热利湿。阴蠹汤化裁:元参15g,麦冬15g,蒲公英10g,地丁10g,金银花30g,栀子10g,龙胆草10g,白术30g,灵脂10g,香附10g,煎服。

二、外治法

苦参、蛇床子、白鲜皮各30g,黄连、百部各15g,加水1000ml,煎汤熏洗。另选苦参栓、妇宁栓、子宫丸,塞入阴内,每晚1粒。

第七章　性传播性疾病

第一节　梅　毒

梅毒,中医学称为杨梅疮、疳疮。因分类分期不同,又各有病名,如胎传梅毒称为猢狲疳,硬性下疳称为疳疮,二期梅毒疹称为杨梅痘,三期梅毒称为杨梅痈漏等。

【病因病理】性事混乱,交媾不洁,毒邪侵体,湿热内蕴,皮肤受损,或因母血不洁,毒淫胞胎,胎儿受染,毒遗后代而发。

【症状特点】

1. 后天梅毒(获得性梅毒)

(1)一期梅毒:染毒后2~3周内,在龟头、阴唇、口唇、乳头、手指等处,发生一个豆大黯红色小结节,不痛不痒,但可破溃,称为硬性下疳(下疳疮);同时腹股沟淋巴结肿大,称为梅毒性横痃。以上不久将自然消退。

(2)二期梅毒:经过2~3个月后,可发生多形皮损,如玫瑰糠疹、多形红斑、脓疱疹、手掌充血斑、扁平湿疣等,兼有发热、头痛、臎核(淋巴结肿大),但均无痛痒,既可自然消退,又可再次发疹。

(3)二期复发梅毒:在3~5年内多次出疹,且可融合,多呈环状,不痛不痒,也可自然消退。

(4)三期梅毒:在3~10年内,颈部、躯干及四肢可发生近关节炎、树胶样肿,不痛不痒,以致鼻塌、声哑。晚期可引起主动脉瘤及脊髓痨等。

2. 先天梅毒(胎传梅毒)

(1)早期先天梅毒:一般孕妇在3~7个月时发生流产或早产,即使足月生产,胎儿也容易死亡。

(2)晚期先天梅毒:一般在婴儿出生4年后发生,有角膜炎、耳聋、胡氏齿、鞍鼻、军刀胫等发生。

3. 实验室检查

(1)暗视野直接镜检查梅毒螺旋体:十分重要,如硬下疳时,梅毒血清反应(-),而镜检梅毒螺旋体多为(+)。

(2)梅毒血清学试验:①非梅毒螺旋体抗原试验:如 VDRL 试验、UST 试验、PPR 试验,可作为初筛试验。②梅毒螺旋体抗原试验:如 TPPA 试验、TPHA 试验,可作为确诊试验。③脑脊液检查:多用于神经梅毒诊断。④病检:早期与晚期梅毒组织病理均有不同图像。

【辨证施治】

一、内治法

(1)下疳疮证(一期梅毒):清热凉血,祛湿解毒。胜疳汤化裁:土茯苓20g,龙胆草、车前子、生川军各9g,萆薢、柴胡、金银花各12g,生地20g,生甘草6g,煎服。

(2)杨梅痘证(二期梅毒):清热解毒、除湿祛风。清血搜毒饮化裁:土茯苓30g,白鲜皮、当归、羌活、僵蚕各9g,银花、生地各12g,荆芥、防风、川军各6g,生甘草9g,煎服。

(3)杨梅痈证(三期梅毒):扶正祛邪,补气祛毒。扶正托毒饮化裁:黄芪60g,白花蛇、白芷、白附子、龟板各10g,当归15g,熟地9g,川乌9g,草乌9g,儿茶、全蝎各6g,炙甘草6g,煎服。

(4)猢狲疳证(先天梅毒):补气益血,解毒祛邪。驱梅汤化裁:土茯苓15g,生甘草10g,白鲜皮、苍耳子、补骨脂各9g,黄芪15g,当归、银花各6g,孩儿参6g(单炖),煎服。

二、外治法

未破者,外用珍珠散,已破者,外用生肌玉红膏。

三、医案选

孔某,男,46岁。2010年1月初诊。全身起疹,不痛不痒,3月余。曾在其他医院误诊为玫瑰糠疹、掌部湿疹等。经检查皮疹为玫瑰糠疹状,伴手掌充血斑,股淋巴结肿大,UST、TPPT、TPHA均为(+),诊断为二期梅毒。但病人青霉素阳性,改用红霉素等治疗3个多月。梅毒症状及化验均未改善。后改为中医治疗。

辨证:杨梅痘证(二期梅毒)。治则:清热解毒,除湿祛风。方选清血搜毒饮。服药2个月后皮疹消退,但梅毒试验仍为阳性,为加强扶正祛邪、补气祛毒功能,加黄芪、白花蛇、白芷煎服1个半月后梅毒试验转阴。

第二节　淋　病

淋病,中医学称为淋证(五淋)、白浊、清浊。

【病因病理】 性事紊乱,不洁性交,或偶触污物,沾染虫毒外邪,败精瘀阻,湿热下注,蕴毒于阴而发病。

【症状特点】

1. 急性淋病　染毒后 3～5 天内发生,尿道烧灼、疼痛,流出浓稠黄白色脓汁,即为"白浊",尿道口红肿,排尿疼痛。

2. 慢性淋病　染毒后 3～6 周内,尿道口有脓膜,可兼发前列腺炎、肛门直肠炎、眼炎、咽炎等,病程缠绵,反复发作。

3. 妇女淋病　症状隐匿,脓性白带增多,腥臭难闻,排尿疼痛,久之可致输卵管炎、盆腔炎等。

4. 儿童淋病　多发于 2～8 岁女孩,多与父母同睡、洗浴等而被传染。女阴红肿,偶滴脓汁,小便灼痛,哭闹不安,或有发热,甚至兼有输卵管炎、腹膜炎等。

实验室检查:①脓汁涂片镜检:可查见多形核白细胞内革兰阴性双球菌。②淋球菌培养:淋球菌培养是诊断的"金标准"。③直接荧光抗体染色法:敏感快速。

【辨证施治】

一、内治法

(1)热毒证(急性期):清热利湿,凉血解毒。土茯苓薏仁煎化裁:土茯苓、生薏仁米、茵陈、白茅根各 30g,滑石 20g,甘草梢 10g,银花、连翘、龙胆草、车前子各 9g,生甘草 6g,煎服。

(2)虚火证(慢性期):滋阴降火,清解余毒。知柏地黄汤化裁:生地 30g,知母、黄柏、茯苓、丹皮、猪苓、瞿麦各 12g,银花、黄柏各 9g,生甘草 3g,煎服。

二、外治法

苦参、蛇床子、菊花、金银花、黄柏、黄芩各 10g,加水 500ml,煎水冲洗。

第三节　尖 锐 湿 疣

尖锐湿疣又称生殖器疣,中医学称为臊瘊。俗名性病疣。

【病因病理】色情性乱,交媾受损,阴部不洁,经带污浊,内裤汗渍,外染虫毒,湿热化毒,下注二阴而致病发。

【症状特点】多发性乱者,以青壮年为主,高峰年龄在 20～25 岁男女为多。好发部位,男性为包皮系带、冠状沟、龟头、尿道口、肛门、阴囊;女性为阴道口、小阴唇、阴蒂、会阴、尿道口、肛周;同性恋者多发于直肠、膀胱、口内等处。微痒不舒,或兼有梅毒、淋病、阴虱、生殖器疱疹等。醋酸白试验:用棉拭子蘸 5% 醋酸溶液涂于皮损上,可见皮损变白,边界清楚,则为(+),或用棉兰试验亦可;病检有诊断价值;或 HPV-DNA 分子生物学检测。

【辨证施治】

一、内治法

(1)湿毒聚结证(赘疣期):清热燥湿,化瘀散结。解毒通络汤化裁:丝瓜络9g,炒三棱9g,赤芍9g,黄柏、苦参、地丁、丹皮、牛膝、苍术各12g,生薏苡仁30g,马齿苋15g,板蓝根12g,生甘草6g,煎服。

(2)脾虚毒蕴证(复发期):益气健脾,化湿解毒。参芪扶正方化裁:黄芪20g,党参15g,白术15g,薏苡仁20g,茯苓12g,板蓝根15g,虎杖15g,紫草12g,刘寄奴15g,白花蛇舌草20g,莪术12g,煎服。

二、外治法

木贼、香附、马齿苋、板蓝根、红花各 10g,加水 250ml,煎水冲洗;鸦胆子仁5g,75%酒精 100ml,浸泡后点涂;或五妙水仙膏、复方鸦胆子液点涂。

第四节　软　性　下　疳

软性下疳,中医学称为妒精疮、蛀疳、下疳。

【病因病理】 交媾淫乱,阴部不洁,染虫蕴毒,败精湿热,下注二阴而发病。

【症状特点】 有不洁性交史的男女青壮年多见。好发部位,男子多见于冠状沟、包皮内侧、阴茎、龟头;女性多见于阴唇、尿道、宫颈、阴蒂;生殖器外多发于手臂、眼睑、口唇、舌部、肛门等处。初为炎性小丘疹,红晕明显,后成脓疱,破溃,溃疡边清,四周有卫星溃疡,剧痛不息。兼发化脓性腹股沟淋巴结炎(炎症性横痃),流出奶油样黏稠的脓汁。分泌物可查到革兰氏阴性的杜克雷嗜血性杆菌、伊东氏试验(+),病检有价值。

【辨证施治】

一、内治法

(1)湿热下注证(疼痛溃疡型):清热凉血,解毒散结。化疳汤化裁:银花12g,连翘10g,芦荟10g,蒲公英10g,赤芍10g,萹蓄10g,瞿麦12g,生地15g,生甘草6g,煎服。

(2)热毒蕴结证(化脓淋巴结型):清热解毒,泻火散结。黄连解毒汤合五味消毒饮化裁:黄芩12g,黄连8g,黄柏12g,蒲公英15g,紫花地丁15g,金银花15g,野菊花15g,紫背天葵9g,炮穿山甲15g,皂角刺9g,煎服。

(3)阴虚火炽证(溃疡难愈型):滋阴降火,解毒祛腐。知柏地黄丸化裁:黄柏 15g,知母 12g,熟地黄 15g,山萸肉 9g,怀山药 15g,茯苓 15g、牡丹皮 12g,泽泻 9g、赤芍 15g,天花粉 15g,金银花 15g,煎服。

二、外治法

黄柏、黄芩、马齿苋各 10g,水 200ml,煎汁冲敷溃疡,再外用三黄膏。若有鱼口时,外用珍珠散撒布。

第五节　生殖器疱疹

本病属中医阴疮的范围。俗称阴疮痘、阴痘疮。

【病因病理】由热毒入侵,或湿热下注所致,阴虚内热者更易发病。常因外界刺激、感染、月经期、使用药物后、风吹日晒、受凉高热、情志久郁、肝肾亏损、复感虫毒浸淫而反复发病。

【症状特点】多发于性乱的男女青壮年,现时中老年发病者增多。好发于女性宫颈、阴道、外阴及男性阴茎、尿道、包皮内叶等处,淡色红斑、针样丘疹、水疱、脓疱、糜烂及浅性小溃疡或结痂,瘙痒与刺痛。愈后又复发,周而复始。临床上常分为原发型、复发型、妊娠型、新生儿型。其中早产儿可侵犯皮肤黏膜及内脏,病死率极高。实验室检查:Tzanck 涂片做细胞学检查,巴氏染色,镜检为核内包涵体及多核巨细胞;病毒抗原检测,采用免疫荧光法、酶联免疫吸附试验;病毒培养,HSV-1/HSV-2 多为(+),这是生殖器疱疹(HSV)感染的金标准。

【辨证施治】

一、内治法

(1)肝经湿热证(原发型):清肝利湿,解毒祛邪。龙胆泻肝汤化裁:龙胆草 12g,生地黄 20g,柴胡 15g,车前草 20g,泽泻 15g,虎杖 15g,紫草 15g,板蓝根 15g,苍术 12g,茵陈 20g,蒲公英 20g,甘草 6g,煎服。

(2)正虚邪恋证(复发型):滋补肝肾,扶正祛邪。知柏地黄汤化裁:肥知母、炒黄柏、牡丹皮、山萸肉、泽泻、赤茯苓各 10g,生地 20g,怀山药、生薏苡仁各 12g,赤小豆、败酱草各 30g,黄芩、枸杞子、黄芪、琥珀各 9g,煎服。

二、外治法

板蓝根、马齿苋、蛇床子、五倍子各 10g,加水 100ml,煎汁洗敷。再外撒珍珠散。

第六节 非淋菌性尿道炎

本病属中医学"淋浊"范畴。俗名阴脓疮。

【病因病理】因房事不洁,外来染毒而致。急性者为湿热下注或热毒炽盛;慢性者为气阴内伤以致肝肾两亏,久缠难愈。

【症状特点】男性者,尿道刺痒,尿口红肿,有浆性分泌物;女性者宫颈水肿、白带增多,有黏液性分泌物。兼可发生附睾炎、输卵管炎等。实验室检查:分泌物涂片与培养淋球菌(-),分泌物涂片,男性在油镜(1000倍)多形核白细胞>4个者为(+),女性>10个者为(+);尿液沉淀在高倍镜(400倍)每视野≥15个多核白细胞者为(+);男女脓性分泌物、衣原体抗原检测或培养可呈(+)。

【辨证施治】

一、内治法

(1)湿热下注证(尿口红肿型):清热利湿,通淋解毒。八正散化裁:瞿麦12g,木通12g,栀子12g,车前子12g,蒲公英20g,白花蛇舌草30g,土茯苓20g,金银花15g,滑石20g,甘草梢8g,萹蓄12g,煎服。

(2)肝郁气滞证(尿涩腹痛型):清肝解郁,利气通淋。舒肝通淋方化裁:干地黄15g,栀子15g,白芍15g,川楝子10g,橘核12g,荔枝核12g,滑石15g,王不留行9g,草薢15g,金钱草15g,大黄10g,煎服。

(3)脾肾亏虚证(病久缠绵型):补肾健脾,通淋化浊。无比山药丸化裁:巴戟天12g,菟丝子12g,杜仲12g,怀牛膝12g,肉苁蓉12g,五味子12g,怀山药20g,茯苓20g,泽泻15g,淫羊藿15g,玉米须15g,黄芪30g,琥珀粉15g,煎服。

二、外治法

克痒舒洗液、洁尔阴洗液等(中成药)可冲洗。

第七节 性病性淋巴肉芽肿

本病又名腹股沟淋巴肉芽肿、第四性病,是经典性病之一。俗称臖核肿、横痃疮。

【病因病理】色情性乱,外染虫邪,蕴集存毒,气虚阴亏,于腹胯合缝处臖核突起而发。

【症状特点】早期:男在龟头、冠状沟及阴茎体,女在大小阴唇、阴道、宫颈等处。发生小疱、糜烂、溃疡,数日自愈。中期:1~4周后,男性发生腹股沟淋巴结肿大,又名第四性病性横痃,淋巴结孤立散在、质硬压痛,在腹股沟上下分开,呈"槽形征",破溃瘘管呈"喷水壶状",愈后留瘢痕。女性初疮多在阴道下部,淋巴结变肿大破溃。可引起直肠炎或直肠周围炎。晚期:数年或数十年后,可致阴唇、阴茎、阴囊象皮肿等。各期可兼发寒热交织等全身症状。实验室检查:血清学方法有补体结合试验、微量免疫荧光试验;衣原体培养(+);组织病理检查有意义。

【辨证施治】

一、内治法

(1)初疮证(早期):清热利湿,解毒除毒。五味消毒饮合二妙散化裁:黄柏12g,苍术 12g,金银花 15g,蒲公英 20g,野菊花 15g,土茯苓 20g,萆薢 10g,甘草3g,煎服。

(2)蕴毒证(中期):清热解毒,散瘀软坚。仙方活命饮化裁:当归尾9g,皂角刺9g,贝母 15g,穿山甲 15g,乳香 6g,大黄 9g,没药 6g,天花粉 15g,白芷 9g,金银花 15g,黄芩 9g,赤芍 10g,煎服。

(3)溃脓证(晚期):益气养阴,散结生肌。内托生肌散化裁:生黄芪 20g,当归 9g,川芎 9g,金银花 15g,天花粉 15g,皂角刺 9g,白芍 9g,乳香 9g,没药 9g,甘草 6g,煎服。

二、外治法

初疮外用三黄洗剂;象皮肿可行针灸疗法。

第八节　腹股沟肉芽肿

本病又名杜诺凡菌病、杜诺凡肉芽肿,俗称股块疮。

【病因病理】湿毒外袭,内侵化湿,脾虚湿困,或自身传染或阴虱传播而生。

【症状特点】初期男性在阴茎、阴囊、股内,女性在外阴、阴道、会阴发病。病变为皮下结节、肉红色溃疡,出血无痛,菜花样增生,边缘隆起呈"滚卷状",周围有卫星式小溃疡,恶臭难闻,又可自家接种,发展缓慢,终成肥大性瘢痕。实验室检查:涂片 Giemsa 染色,在组织细胞内有多个囊性空间,内含多个蓝色别针状小体即 Donovan 小体;组织病理亦可查见 Donovan 小体。

【辨证施治】

一、内治法

益气养血,益脾排脓。芎归二术汤化裁:白术、苍术各 6g,川芎 8g,当归、茯苓、木瓜各9g,人参、皂角刺、厚朴、防风、木通、独活、金银花各6g,薏苡仁12g,穿山甲、甘草各3g,土茯苓30g,猪精肉60g,煎服。

二、外治法

治法同梅毒疳疮。

第九节　细菌性阴道炎

本病属中医"阴蚀"范围。俗名阴疮。

【病因病理】女阴不洁,外感毒邪,肝肾受损,湿热下注,蕴集而生。

【症状特点】阴道口有白色分泌物流出,有特殊的鱼腥臭味,月经期或经期后臭味加重。实验室检查:分泌物pH值试纸测定,pH值升高(>4.5);胺试验(+),取分泌物加10% KOH 1~2滴,可闻到氨味即为阳性;分泌物镜检,有阴道细菌(主要为加德纳菌),线索细胞;分泌物涂片等革兰染色镜检乳酸杆菌减少,革兰阴性厌氧菌升高。

【辨证施治】

一、内治法

(1)湿热下注证(黄带恶臭型):清热利湿,杀虫止痒。龙胆泻肝汤化裁:龙胆草9g,黄芩9g,栀子9g,泽泻15g,木通6g,苦参10g,苍术10g,白鲜皮10g,车前子10g,煎服。

(2)肝肾阴虚证(阴涩灼痒型):滋阴降火,杀虫止痒。知柏地黄汤化裁:知母12g,生地黄12g,山药12g,泽泻12g,牡丹皮12g,白鲜皮12g,乌梅9g,芜荑3g,煎服。

二、外治法

用5%黄柏水溶液冲洗。

第十节　艾　滋　病

艾滋病(AIDS)又称获得性免疫缺陷综合征。由人类缺陷病毒(HIV)引起。属中医温热病范围。

【病因病理】外因为房事过度,性欲妄动,性乱异常(同性恋、狎妓)、吸毒虚劳,外染恶毒(接吻、注射);内因为先天精亏,正气不足,气血亏虚,肾不藏精。内外因互为因果,感染日久,严重影响全身脏腑功能,造成恶性循环,而成伏气温病。

【症状特点】有性乱、吸毒、注射、性病等病史。凡具有主要标准中的 3 项，次要标准中的 1 项，即可诊断。主要标准：①明显的体重下降至少在 10% 以上；②严重的体质虚弱；③慢性腹泻持续在 1 个月以上；④持续或间歇发热至少 1 个月。次要标准：①进行性卡波西肉瘤；②口腔、咽部的念珠菌病；③残留的皮疹或持续性带状疱疹至少 1 个月；④全身性原因不明的皮肤瘙痒症；⑤咳嗽、肺炎；⑥全身淋巴结病；⑦神经系统体征；⑧常见治疗无效的脑膜炎。实验室检查：HIV 检测，包括病毒分离培养、抗体检测、抗原检测、病毒核酸检测；免疫缺陷检查，包括外周血淋巴细胞计数、SD4$^+$T 细胞计数及 CD$^+$T/CD8$^+$T 比值降低、AIDS 患者 β_2-微球蛋白增高；条件性感染的病原体检查，包括细菌、真菌、病毒等。

【辨证施治】

一、内治法

(1)邪热蕴肺证(呼吸型)：清热化痰，化瘀排毒。清瘀汤化裁：生薏苡仁 15g，桃仁 6g，冬瓜仁 9g，黄芩 9g，黄连 6g，栀子 9g，郁金 6g，花粉 10g，金银花 15g，枇杷叶 9g，桑白皮 6g，煎服。

(2)脾胃虚损证(消化型)：健脾益气，和胃止泻。补中益气汤化裁：黄芪 15g，党参 10g，白术 10g，炙甘草 10g，陈皮 6g，升麻 6g，柴胡 15g，制半夏 9g，生姜 9g，大枣 6 枚，竹茹 6 枚，煎服。

(3)肾阴亏损证(肾病型)：填补真阴，壮水潜阳。补阴汤化裁：知母 12g，黄柏 9g，熟地 15g，丹皮 15g，山萸肉 15g，泽泻 9g，茯苓 12g，玄参 9g，黄精 10g，黄芪 9g，甘草 6g，煎服。

(4)脾肾两亏证(晚期型)：益气健脾，温肾止泻。四君子汤化裁：党参 20g，白术 15g，炙甘草 10g，茯苓 15g，补骨脂 15g，五味子 15g，煨肉豆蔻 9g，吴茱萸 6g，生姜 15g，红枣 10 枚，甘草 6g，煎服。

(5)热盛痰蒙证(中枢神经型)：清热化痰，息风开窍。安宫牛黄丸合羚角钩藤饮化裁：羚羊角 4g，钩藤 9g，川贝母 12g，竹茹 15g，生地黄 15g，菊花 15g，白术 15g，茯苓 15g，甘草 5g，煎水送服安宫牛黄丸。

二、外治法

抗细菌、抗病毒、抗真菌等外治疗法。针灸疗法有一定治疗意义。

第八章 变态反应性皮肤病

第一节 湿 疹

湿疹,中医学名称繁多,一般称为浸淫疮、湿疡症。

【病因病理】 禀性不耐,风湿热邪客于肌肤,或因脾胃虚弱,心经火盛,血燥生风,瘀久溢肤,起疱渗脂,病久反复。

【症状特点】 男女老幼均可发生,一年四季均可发病,临床上极为多见。身体任何体表部位均可被侵犯,常以头颈部、四肢屈侧、外生殖器、小腿、手脚等处较多。皮疹呈多形性,如红斑、丘疹、水疱、糜烂、渗液、结痂、脱屑、肥厚等。分布对称,大小不一,形态各异,数目不定。根据皮疹表现不同,常可分为三期:①急性期:发病急骤,片状红斑,密集丘疹,粟样水疱,渗液不断,脂水蒸腾,境界不清,延扩四周,灼痒难忍。②亚急性期:多由急性期不愈转变而成,水疱减少,疱破糜烂,渗液稠黏,水肿稍息,色淡不鲜,表附碎屑,瘙痒不停。③慢性期:病久延年,色呈灰褐,边界明显,肥厚粗糙,视如苔藓,触似皮草,伴有血痂、抓痕、顽痒剧烈,多呈干性,偶可诱发为急性期。患处瘙痒,病程缓慢,反复发作。湿疹按部位可分为全身性湿疹、局限性湿疹(如颜面湿疹、手部湿疹、阴囊湿疹、女阴湿疹、肛门湿疹等);湿疹按性质分类又可分为异位性湿疹、细菌性湿疹、静脉曲张性湿疹、痘疮样湿疹等。血常规嗜酸性粒细胞可能升高;斑贴试验可协助查明病因。

【辨证施治】

一、内治法

(1)湿热证(急性期):清热凉血,祛湿止痒。凉血消风散化裁:荆芥、防风、炒苍术、蝉衣、知母、牛蒡子、苦参、生地、赤芍、车前草、栀子各10g,当归、木通各6g,生甘草1g,煎服。

(2)风热证(亚急性期):清热凉血,祛风止痒。消风散化裁:荆芥3g,防风6g,当归6g,生地6g,苦参6g,蝉衣3g,苍术3g,木通1g,金银花10g,丹参10g,石膏18g,甘草1g,煎服。

(3)血燥证(慢性期):养血润燥,祛风止痒。滋燥养荣汤化裁:熟地12g,当归10g,白芍10g,秦艽10g,防风10g,蝉衣10g,生地15g,胡麻仁9g,元参、茯苓各

10g,煎服。

二、外治法

（1）急性期：丘疹红斑者，三黄洗剂、寒水石洗剂，或青黛15g、炉甘石15g、滑石粉10g、冰片2g，加水100ml，摇匀外搽；糜烂渗出者，5%黄柏溶液、5%甘草溶液，或黄柏、黄芩、苦参、紫草、五倍子、明矾、花椒、甘草各10g，加水250ml，煎水后做冷湿敷。

（2）亚急性期：25%黄连油剂、5%黄柏霜剂、丹皮酚软膏，或氧化锌45g、滑石粉5g、煅石膏、枯矾、雄黄、冰片各5g，芝麻油70ml，调匀外用。

（3）慢性期：10%黑豆馏油软膏或凝胶、除湿止痒软膏、纯鱼石脂胶布贴敷、慢性湿疹贴膏，或煅石膏60g、白及粉30g、密陀僧21g、枯矾粉9g、红粉9g，共研细粉，用凡士林配成25%～50%糊膏。

三、医案选

李某，男，43岁。2011年6月初诊。全身起红斑丘疹伴瘙痒20余天，在某医院住院治疗，有一定缓解。出院1周后又复发如前，四肢躯干红斑丘疹，伴渗脂腥味，灼痒难忍。尿赤、舌红、苔腻、脉滑。为典型湿疹。

辨证：湿热证（急性期）。治法：清热凉血，祛湿止痒。方药：凉血消风散化裁，另加生石膏、川连、地丁煎服，外用5%黄柏溶液冷湿敷，一周后瘙痒明显减轻，皮损大部消退，舌红苔白，脉弦，纳佳。后表附鳞屑，偶有瘙痒，遇热加重，辨证为风热证（亚急性期）。治则为清热凉血，祛风止痒。消风散加减煎服，二周后就诊，皮疹完全消退，嘱其再服药一周，以巩固疗效。

第二节　药物性皮炎

药物性皮炎，又名药疹，中医学称为中药毒，俗名药毒疹。

【病因病理】先天禀赋不耐，药物反成药毒，内侵而致病。当脾湿不运，蕴湿化热，复受药物的外感邪毒，湿热蕴蒸，火毒炽盛，燔灼营血，外伤肌肤，内损脏腑，久之耗伤阴液，气无新生，气阴两虚而发病。

【症状特点】发病前有用药史，有时可询得既往有药物过敏史。西药有解热镇痛药、安眠镇静药、磺胺药、抗生素等350余种，中草药有川贝、大黄、天花粉、穿心莲等及中成药六神丸、安神补心丸、银翘解毒片等100多种。药物可经口服、肌注、静滴、吸入、灌肠、栓塞、透入、局封、冲洗、滴入、含漱、熏洗、涂搽、皮试等途径进入人体后而发病。一般有一定潜伏期，首次发病，在用药后要经过4～20天（平均7～9天）；再次发病常在1天之内，不会超过2天，快的数分钟数小时即可发生。皮疹骤然发生,多呈泛发性与对称性,但亦有局限性者,由于禀赋不一,药物繁多,故皮疹很难有特异性。同一种药物在不同的人或同一人的不同时期,可产生不同形态的皮疹;反之不同的药物在同一人中或不同人中又可发生同样的皮疹。皮损为多样,如红斑、丘疹、水疱、脓疱、溃疡、紫斑、风团、结节、坏死等,皮损常见的类型有荨麻疹型、全身红斑型、多形红斑型、固定性红斑型、湿疹皮炎型、剥脱性皮炎型、大疱性表皮松解型、血管炎型、红斑狼疮型、增殖型等。停药后多可治愈,以后禁止应用同类药物,否则又可再发,甚至危及生命。实验室检查:血常规,白细胞总数增高,嗜酸性粒细胞绝对计数增高,血小板减少;肝肾功能受损;电解质紊乱;心电图呈异常;皮肤试验(斑贴、划痕、皮内试验);体外试验,放射变应原吸附后试验,嗜碱性粒细胞脱粒试验等可作为参考。

【辨证施治】

一、内治法

(1)热毒夹风证(红斑丘疹型):清热解毒,疏风透邪。桑菊饮合白虎汤化裁:桑叶 9g,连翘 9g,生石膏 30g,知母 9g,黄芩 9g,萆薢 15g,徐长卿 15g,大黄 9g,生甘草 9g,煎服。

(2)血热夹湿证(糜烂渗液型):凉血解毒,清利湿热。清瘟败毒散化裁:黄芩 9g,大黄 9g,栀子 9g,生石膏 30g,知母 9g,鲜生地 30g,赤芍 12g,茵陈 15g,金银花 15g,猪赤苓各 9g,生甘草 9g,煎服(适用于剥脱性皮炎型);或导赤散化裁:鲜生地 30g,生石膏 30g,肥知母 9g,麦冬 15g,茵陈 15g,徐长卿 15g,木通 4.5g,淡竹叶 9g,大黄 9g,甘草 9g,煎服(适用于重型渗出性多形红斑型)。

(3)热毒伤阴证(干燥鳞屑型):养阴清热,益气解毒。增液汤合白虎汤化裁:鲜生地 30g,元参 15g,麦冬 9g,鲜石斛 30g,知母 9g,天花粉 15g,生石膏 30g,连翘 9g,玉竹 12g,甘草 9g,煎服(适用于剥脱性皮炎或大疱性表皮松解样药疹后期);或生脉饮化裁:太子参 25g,麦冬 20g,五味子 12g,生地黄 20g,石斛 15g,玄参 15g,牡丹皮 12g,沙参 15g,薏苡仁 15g,怀山药 15g,煎服(适用于重型药疹恢复期)。

二、外治法

红斑丘疹者,外用三黄洗剂、40% 氧化锌油剂。糜烂渗脂者,外用 5% 黄柏溶液做冷湿敷。干痂者,外用紫草油或三黄膏。

第三节　接触性皮炎

本病中医无单一确切病名,而类似漆疮、膏药风、马桶癣等,俗称碰粘疮。

【病因病理】人体禀性不耐,皮毛腠理不密,接触各种动物性、植物性、化学性物质后,风湿热三邪与气血相搏而致病。

【症状特点】夏秋多见,男女老幼均可发病,但以中青年为多。好发暴露部位或接触部位,如头面部、颈项部、手足部等处,偶尔亦可引起播散。发病较急,轻者红斑水肿,重者丘疹水疱,甚至大疱、糜烂、渗脂、溃疡、坏死。自觉有瘙痒、灼热感、疼痛感,严重时可有头痛、恶心、疲倦、寒热等全身证候。临床按病因常分为两型:原发刺激型(又分急性、亚急性与慢性)、变态反应型。斑贴试验适用于变态反应型,常可确定过敏原,病检有一定参考意义。

【辨证施治】

一、内治法

(1)风毒血热证(急性红斑型):祛风清热,凉血止痒。祛风清热止痒汤化裁:防风12g,荆芥12g,蝉蜕10g,鱼腥草15g,金银花15g,生地黄20g,紫草10g,赤芍12g,竹叶10g,土茯苓15g,甘草6g,煎服。

(2)湿热毒盛证(亚急性糜烂型):清热利湿,解毒止痒。复方菊花汤化裁:菊花、马齿苋、土茯苓、萆薢各10g,生地榆、栀子、黄连、黄柏各12g,苦参、白鲜皮各6g,生甘草3g,煎服。

(3)血虚风燥证(慢性苔藓型):解毒清热,祛风止痒。解毒消斑汤化裁:水牛角、生槐花、知母、元参、生石膏各15g,牡丹皮、赤芍、生地各9g,甘草2g,煎服。

(4)风燥血瘀证(变态反应型):祛风润燥,化瘀止痒。祛风化瘀止痒汤化裁:防风12g,蒺藜20g,僵蚕12g,乌梢蛇15g,玉竹20g,鸡血藤20g,牡丹皮12g,赤芍12g,徐长卿15g,白鲜皮12g,土茯苓20g,甘草6g,煎服。

二、外治法

丘疹时,外用三黄洗剂。渗液时,外用0.05%黄连素溶液冷湿敷,间歇或晚间外用氧化锌油剂。溃疡时,外用溃疡膏、京万红、烧伤宁等治疗。肥厚时,外用10%黑豆馏油凝胶、10%糠馏油软膏、10%鱼石脂软膏、除湿止痒软膏等。

第四节 荨 麻 疹

荨麻疹,中医学称为风痦、瘾疹,俗名风疹块。

【病因病理】人体禀性不耐,皮肤腠理不密,复感风热或风寒之邪,搏于肌肤,瘀肤发疹;日久化热,伤及阴液,或肝肾不足,冲任不调,气耗血亏,而久病难愈。

【症状特点】男女老幼均可发病,而春秋时节中成年患者尤多。多发于躯干、四肢及头颈部,亦可侵犯脏腑。发病突然,发无定处,风团大小形态不一,形如豆瓣,游如云团,划成红痕,堆连成片,色红色白,迅速发疹,迅速消退,此起彼伏,反复发作。急性者,多半发作数日后停止,如超过 1 个月不停者,称为慢性型,风团减少,但数月经年不愈。剧烈瘙痒,灼热感,或兼有冷热起伏,头痛胸闷,恶心厌食,严重时呼吸不畅,轻度哮喘,憋气心慌,甚至窒息危及生命。皮肤划痕征多为(+)。临床上常分为急性型、慢性型、特殊型(皮肤划痕症,即人工性荨麻疹、寒冷性荨麻疹、胆碱能性荨麻疹、日光性荨麻疹、压迫性荨麻疹等)。实验室检查:血常规,白细胞计数及中性粒细胞计数及比例增加,嗜酸性粒细胞增多。大便常规可查到虫卵或寄生虫。红细胞沉降率增快。血清补体降低。皮内试验(+)。

【辨证施治】

一、内治法

(1)风热乘肺证(急性型):祛风清热,清肺止痒。疏风清热饮合麻黄连翘赤小豆汤化裁:荆芥、防风各9g,大力子9g,白蒺藜12g,蝉衣4.5g,金银花15g,淡子芩9g,生山栀9g,生地30g,丹参9g,赤芍15g,连翘9g,生甘草1g,煎服。

(2)风寒外袭证(寒冷型):疏风散寒,调和营卫。桂花汤化裁:桂枝9g,赤芍15g,荆芥9g,羌独活各9g,生姜2片,红枣5枚,炙甘草3g,煎服。

(3)肠胃湿热证(胃肠型):祛风解表,通腑泄热。防风通圣散化裁:荆芥9g,防风9g,茵陈15g,大黄9g,炒苍术9g,生山栀9g,苦参片12g,元胡6g,生甘草3g,煎服。

(4)冲任不调证(月经型):调摄冲任,养血活血。四物汤合二仙汤化裁:全当归9g,杭白芍9g,大生地18g,肉苁蓉12g,仙茅12g,菟丝子12g,炙甘草4.5g,夜交藤24g,珍珠母30g,煎服。

(5)气血两虚证(慢性型):调补气血,养心安神。当归饮子化裁:生黄芪9g,潞党参9g,炒白术9g,全当归9g,大生地18g,何首乌12g,白蒺藜15g,荆芥9g,防风9g,珍珠母30g,五味子9g,朱茯神6g,酸枣仁3g,炙甘草3g,煎服。

二、外治法

止痒熏洗剂:地肤子12g,防风、独活、荆芥、白芷、赤芍、川椒、桑白皮、苦参各9g,水1500ml,煎水乘热熏洗。平时外用寒水石洗剂。亦可采用耳针、体针、火罐、穴位封闭等均有不同程度的疗效。

第五节　丘疹性荨麻疹

本病又名荨麻疹样苔藓、婴儿苔藓,中医学称为土风疮、水疥、细皮风疹。

【病因病理】 胎中遗热,蕴煦肌肤腠理,复加风邪外袭,外风内热相搏所致,或因心脾积热,湿邪外淫肌肤,湿热蕴结而生。

【症状特点】 常见于春秋两季,尤其在花草盛旺之时,幼儿及儿童中多发。好发于躯干及四肢近端。红色丘疹,略带水肿,绿豆至花生米大小,略呈纺锤形,其中心常有针头大小水疱或丘疱疹,散在分布,成簇成堆,分批发疹,新旧交杂,皮疹经 1~2 周后可消退,遗留暂时性淡褐色色斑。剧烈瘙痒,影响睡眠,搔抓皮表剥脱,兼发脓疱。血常规检查可见嗜酸性粒细胞增多。

【辨证施治】

一、内治法

(1)风盛证(丘疹型):消风止痒。消风散化裁:荆芥 6g,大力子 9g,薄荷 3g,蝉衣 1g,僵蚕 9g,生地 15g,地肤子 9g,丹皮 9g,生甘草 3g,煎服。

(2)风热证(风团型):疏风清热。银翘散化裁:金银花、连翘、淡竹叶各 9g,蝉衣、炒牛蒡子各 4.5g,薄荷 1.5g,荆芥 6g,黄芩 3g,鲜芦根 15g,煎服。

(3)湿热证(糜烂型):清热利湿。龙胆泻肝汤化裁:龙胆草 4.5g,淡子芩 9g,生山栀 9g,柴胡 6g,车前草 12g,泽泻 12g,炒苍术 9g,茵陈 15g,土茯苓 15g,生甘草 2g,煎服。

(4)脾虚证(复发型):健脾化湿,祛风止痒。参苓白术散化裁:党参 15g,白术 12g,土茯苓 15g,荆芥 10g,炒白扁豆 18g,薏苡仁 20g,防风 10g,紫苏叶 10g,山药 15g,炙甘草 3g,煎服。

二、外治法

(1)小儿止痒药水:大黄、黄柏、黄芩、苦参各 5g,薄荷脑、冰片各 1g,加水 100ml,调制外用。百部外用药酒:百部 20g,白酒 100ml,浸渍后外用。南通蛇药片 5 片研粉,加白酒调糊外搽。

(2)防治专用香袋:防虫香袋:蛇床子、丁香、白芷各 20g,细辛、苍术、艾叶、香附、雄黄、硫黄各 10g,共研细末,过 80~120 目筛,加入冰片 5g。分装为每袋 25g(布袋)。每年 4 月、10 月前后,1 袋装衣袋内,1 袋放床单下,2 个月换 1 次,防治效果极佳;十味香袋:沙姜片、香附、苍术、山奈、白芷、雄黄、硫黄、艾叶各 10g,丁香 19g,共研极细粉后加冰片 10g,混匀分装,每袋 20g(布袋),用法同上。

第六节　多形性红斑

本病在中医学中称为猫眼疮、寒疮、雁疮。

【病因病理】 禀性不耐,风寒外袭,营卫不和,风热外感,湿热内蕴,溢于肌肤而发。

【症状特点】冬春两季多见,好发于青壮年男女。常发于手掌、手指、手背、足背、足底、面颈部,常对称发生,亦可累及口内、鼻内及阴部等处。初为水肿性红斑及中央丘疹,少数为水疱及大疱,黄豆至蚕豆大,颜色由焮红、紫红至黯红,常呈圆形或卵圆形,中心发紫变平,边缘扩张,呈堤状,可呈色彩不同的同心圆样,或为环状彩虹样,似虹膜或如猫眼,称为"虹膜红斑"或"猫眼红斑",有诊断价值。瘙痒,烧灼感,破损后疼痛。一般在 3~4 周后自愈,但多复发,严重者可急骤发病,伴发热、乏力、关节酸痛等。临床上分为三型:斑疹丘疹型、水疱大疱型、重症渗出型[stevens-Johnson 综合征、尼氏征(+)]。实验室检查:血常规,白细胞、嗜酸性粒细胞升高;血沉加快;尿常规:蛋白尿(+)、血尿(+);胸部 X 线片有肺部炎症变化;组织病理检查可协助诊断。

【辨证施治】

一、内治法

(1)寒凝血瘀证(寒冷型):温阳散寒,益气活血。桂枝汤化裁:桂枝 9g,赤白芍各 9g,羌活 9g,威灵仙 12g,生姜 2 片,大枣 7 枚,党参 9g,黄芪 15g,当归 9g,丹参 9g,陈皮 6g,甘草 1g,煎服。

(2)风热湿盛证(水疱型):清热利湿,疏风止痒。导赤散化裁:鲜生地 18g,生石膏 30g,知母 9g,茵陈 15g,淡竹叶 9g,木通 4.5g,蝉衣 3g,徐长卿 15g,大黄 9g,制苍术 9g,生甘草 9g,煎服。

(3)火毒炽热证(重症型):清热解毒,凉血利湿。普济消毒饮合牛黄解毒汤化裁:牛蒡子 9g,黄芩 9g,黄连 9g,银花 15g,连翘 9g,板蓝根 15g,生地 30g,赤芍 9g,生石膏 30g,牛黄 2g,水牛角 60g,生甘草 3g,煎服。

二、外治法

皮疹为丘疹红斑者,外用除湿止痒油、丹皮酚软膏;糜烂渗脂者,止渗湿敷剂:野菊花、蒲公英、甘草、当归各 10g,水 200ml,煎汁湿敷。口内外用口腔溃疡药膜。

第七节　结节性红斑

本病在中医学中称为瓜藤缠、湿毒流注。

【病因病理】外感风邪,内有湿热,蕴蒸肌肤,以致经脉阻隔,瘀血凝滞而生。

【症状特点】春秋季节发病为多,好发于青年女性。常在小腿伸侧面,其次为大腿下端,足踝、上肢等处发病。结节略高出皮面,呈圆形或椭圆形,绿豆至蚕豆大,疏散分布,偶可融合,状如鸽卵,边缘清楚,色初嫩红,日渐黯红,消退无瘢痕,从不破溃,新老结节交替轮番出现,延缠多月,亦常再发。自觉疼痛,触痛更甚,下肢沉重,关节酸痛。实验室检查:血常规,白细胞计数正常或偏高;血沉加快;抗"O"滴度、血清丙种球蛋白可增高。

【辨证施治】

一、内治法

(1)湿热瘀滞证(结节触痛型):清热利湿,活血通络。活血汤化裁:黄柏、苍术、木瓜、丹参、蒲公英各25g,防己、赤芍、当归、牛膝、陈皮、独活、透骨草、伸筋草各15g,红花6g,甘草1g,煎服。

(2)寒湿风盛证(斑块寒痛型):健脾燥湿,疏风散寒。益脾除寒汤化裁:木瓜、薏苡仁、苍术、独活各25g,秦艽、当归、茯苓、桃仁、白术、丹参、防己、陈皮、透骨草、五加皮、川芎各15g,桂枝9g,煎服。

(3)血瘀凝滞证(复发缠久型):温化寒湿,活血化瘀。化瘀祛滞汤化裁:桑寄生、丹参、木瓜、黄芪、山药各25g,防风、荆芥、牛膝、防己、厚朴、独活、当归、王不留行、狗脊、制附子、炮姜、制川乌各15g,煎服。

二、外治法

外用5%硫黄鱼石脂软膏,也可应用曼吉磁贴(贴阿是穴)、云南白药喷雾剂、针灸与拔罐疗法。

第八节　遗传性过敏性皮炎

本病又称特应性皮炎(AD)、异位性湿疹、Besnier体质痒疹等。中医学称为白风疮、顽湿、四弯风。

【病因病理】 先天禀性不耐,脾失健运,湿热内生,复受风湿热邪,蕴积肌肤而发病。

【症状特点】 患者及其家属有荨麻疹、哮喘、过敏性鼻炎等病史。婴儿期,常称为婴儿湿疹。好发于1～6个月婴幼儿,可累及颜面、头皮、颈项、四肢及躯干,皮疹可呈现为红斑丘疹、糜烂渗液、鳞屑脂痂等,瘙痒明显。儿童期,常称为异位性湿疹。多发于2～10岁儿童,好发于四肢伸侧及腘窝处,皮疹可呈现为丘疹痒疹,斑片肥厚,瘙痒不停,反复发作。成人期,常为播散性神经性皮炎,好发于肘窝、腘窝、四肢伸侧、颈项、眼睑等处,皮疹为斑片丘疹,边缘可见,多为苔藓化,奇痒无比。实验室检查:外周血嗜酸性粒细胞增多,血清IgE水平增高,或对

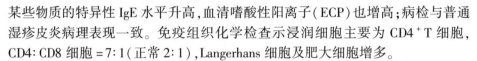

某些物质的特异性 IgE 水平升高,血清嗜酸性阳离子(ECP)也增高;病检与普通湿疹皮炎病理表现一致。免疫组织化学检查示浸润细胞主要为 CD4$^+$T 细胞,CD4:CD8 细胞 = 7:1(正常 2:1),Langerhans 细胞及肥大细胞增多。

【辨证施治】

一、内治法

(1)婴儿期(婴儿湿疹):急性期,化湿清热,疏风止痒。婴湿汤 I 号化裁:青黛 3g,紫草 10g,荷叶 6g,败酱草 12g,地肤子 9g,生地 9g,煎服;慢性期,养血祛风,利湿止痒。婴湿汤 II 号化裁:当归 6g,生地 12g,生玉竹 6g,黑芝麻 9g,贯众 9g,云苓皮 9g,赤白芍各 9g,煎服。

(2)儿童期(异位性湿疹):清热利湿,祛风止痒。儿湿汤化裁:金银花、连翘、茯苓、泽泻、白鲜皮各 10g,黄芩 6g,木通 3g,煎服。

(3)成人期(泛发性神经性皮炎):养血祛风,清热潜镇。成神汤化裁:当归 9g,鸡血藤 9g,丹参 12g,何首乌 9g,土茯苓 9g,苦参片 9g,蒲公英 15g,珍珠母 30g,牡蛎 30g,生甘草 3g,煎服。

单验方:婴儿药粥,山药 50g,生米仁、赤小豆各 20g,莲子 12g,红枣仁 10g,蝉衣、生黄芪各 12g(后两味布包),一同入锅,水煎至豆烂,捞去黄芪、蝉衣布包,放入糯米或粳米 50g,煎煮成粥,加白糖适量,即成药粥。2 日 1 剂,随意口服,一般可用 5~7 剂,适用于婴儿湿疹的防治。

二、外治法

红斑丘疹时,外用三黄洗剂。糜烂渗脂时,外用 5% 黄柏溶液做冷湿敷。肥厚苔藓时,外用黑豆馏油凝胶、除湿止痒软膏或外贴慢性湿疹贴膏。

第九节 酒性红斑

本病俗称酒疹、醉斑。

【病因病理】 禀性不耐,脾胃湿热,饮食不节,酒类不纯,饮料不洁,以致湿热蕴蒸肌肤而致。

【症状特点】 有饮酒或饮其他饮料史,数小时后即发,全身皮肤,尤以颜面、颈项更为明显。表现为麻疹样、猩红热样的红斑,压之褪色,色泽艳红,瘙痒,灼热,针刺感。兼有头痛心悸、恶心呕吐等。

【辨证施治】

一、内治法

清脾利湿,清热利水。清脾除湿饮化裁:赤茯苓 15g,生白术 9g,苍术 6g,黄芩9g,生地12g,麦冬9g,生栀仁6g,泽泻9g,枳壳9g,灯心草3g,淡竹叶6g,绵茵陈6g,生甘草6g,煎服。

二、外治法

外用三黄洗剂、寒水石洗剂、炉甘石洗剂。

第十节 环状红斑

本病俗称蝶形红斑。

【病因病理】外感风邪,内蕴血热,风热相搏,郁于肌肤,以致营卫不和,气血凝滞,或因饮食不节,食饮霉食,饮料不纯,毒虫叮咬而诱生。

【症状特点】多发于春秋两季,青壮年多见。病变多发于胸背及大腿部位。扁平丘疹,色呈焮红,周边延扩,边缘隆起,中央稍凹,形似铜钱,或可融合,或呈双环,或为多环,宛如地图。自觉轻痒。

【辨证施治】

一、内治法

清热凉血,祛风解毒。凉血五根汤化裁:白茅根15g,栝楼根9g,茜草根9g,紫草根9g,板蓝根15g,竹叶9g,石膏30g,煎服。

二、外治法

外用三黄洗剂或炉甘石洗剂、丹皮酚软膏。

第十一节 传染性湿疹样皮炎

本病俗称溢脓疮。

【病因病理】肌肤湿热毒邪,蕴集蒸腾,延扩四周而致。

【症状特点】原有脓疱、溃疡、瘘管、窦道等病灶者多发。好发原发病灶周围。红斑丘疹,糜烂渗液,脓性结痂,瘙痒灼热。皮疹处细菌培养以金黄色葡萄球菌及链球菌为多。病检可作参考。

【辨证施治】

一、内治法

清热解毒,除湿利水。除湿解毒汤化裁:白鲜皮15g,豆黄卷12g,生薏苡仁12g,土茯苓12g,山栀子6g,粉丹皮6g,金银花12g,青连翘12g,紫花地丁20g,滑石块 9g,木通 6g,黄柏 9g,生甘草 3g,煎服。

二、外治法

渗液时外用 5% 黄柏溶液做冷湿敷。干后外用三黄膏、紫草油等。

第十二节　自家过敏性皮炎

本病又名自身敏感性皮炎、自身致敏性皮炎。中医学称为风湿疡。

【病因病理】　先天禀性受损,湿热内蕴,肌肤原有皮疹邪毒散游,外感风邪,风湿热邪相搏经肌肤而诱发。

【症状特点】　原有 1~2 种皮肤病存在而诱发者居多。以四肢躯干为主。多为红斑、丘疹、丘疱疹,严重者可至糜烂渗液。瘙痒剧烈。实验室检查:血常规白细胞增多;血沉增快。

【辨证施治】

一、内治法

清热除湿,凉血散风。防敏汤化裁:白茅根 30g,大青叶 9g,龙胆草 9g,黄芩 9g,黄柏 9g,黄连 6g,丹皮 9g,赤芍 9g,生地 15g,防风 6g,荆芥 6g,生甘草 3g,煎服。

二、外治法

参阅湿疹。

第十三节　皮肤划痕症

本病俗名绘纹症、人工画纹疹。

【病因病理】　禀性不耐,腠理不密,汗出受风,日久化热,伤及阴液,气虚血亏,以致瘀肤受划而发疹。

【症状特点】　常因急性荨麻疹演变而来,亦有自行发病。全身各处皮肤均可累及。以钝器或手指划压皮肤后,呈条状红斑,称"轴索反射性红晕",3 分钟出现风团。此时画花成花,写字成字,故俗名绘纹症。微痒灼热,划后 15 分钟后消退,再划再起,再碰再发,反复缠绵。

【辨证施治】

一、内治法

(1)风热证(挤压划痕型):疏风清热,解表止痒。疏风清热饮化裁:苦参 6g,

全蝎3g,皂刺10g,猪牙皂角5g,金银花12g,白鲜皮9g,茯苓9g,防风9g,蝉蜕3g,煎服。

(2)血虚证(病久不愈型):滋阴固本,祛风止痒。滋阴利湿方化裁:生地30g,丹参15g,茯苓皮9g,泽泻9g,蛇床子9g,白鲜皮15g,元参12g,荆芥6g,防风6g,生甘草3g,煎服。

二、外治法

外搽寒水石洗剂、三黄洗剂。

第十四节　血管神经性水肿

本病又称为血管性水肿、Quincke水肿(昆克水肿)、巨大性荨麻疹。中医学名为游风,俗称蚯蚓毒。

【病因病理】禀性不耐,湿热内蕴,饮食不节,复受风邪,蕴积肌肤而成。

【症状特点】常有家族遗传史,多在夜间发生。好发眼睑、口唇、外生殖、喉头等处。突然水肿,色泽苍白,肿似发馍,边缘不清,肿胀、灼热、瘙痒,或窒息。临床上分为:原发型,表现为局限性水肿;遗传型,儿童多发病,可累及口咽及消化道。实验室检查:血常规,在有胃肠道症状时白细胞增高;生化检查,C_1脂酶抑制物活性降低,C_{1q}、C_2、C_4、CH_{50}下降,多见于遗传性血管性水肿。

【辨证施治】

一、内治法

疏风清热,渗湿消肿。消风导赤汤化裁:生地9g,赤茯苓6g,白鲜皮6g,金银花9g,薄荷1g,木通3g,黄连3g,灯心1g,甘草1g,荆芥6g,防风6g,煎服。

二、外治法

5%甘草水做冷湿敷。

第十五节　新生儿毒性红斑

本病又名新生儿变应性红斑、新生儿荨麻疹,中医学称为胎赤。

【病因病理】孕妇受胎,过食五辛发物,湿热蕴胞,遗留胎儿而发斑。

【症状特点】多发于出生后1个月至2周岁婴儿,好发于臀部、胸背部,偶至四肢。淡色红斑,匡廓不明,小如粟米,大至梅李,稀疏散在,压之褪色,偶发丘疹,红斑或丘疹顶部有小脓点。脓液中涂片可见大量嗜酸性粒细胞,细菌培养(－)。

【辨证施治】

一、内治法

凉血消风,透疹散邪。透疹凉血汤化裁:蝉衣 1g,牛蒡子 3g,银花 3g,连翘 3g,桑叶 2g,生地 3g,牡丹皮 2g,生甘草 1g,煎服。

二、外治法

三黄洗剂外用。

第十六节　女性颜面再发性皮炎

本病俗称时毒疹。

【病因病理】脾胃湿热,复感化妆品、尘埃、日光、花粉、高温等,毒邪蕴积,以致湿热风邪相搏,蒸发于颜面而发疹。

【症状特点】发病多为春秋季节,以 20～40 岁女性为主,男性极为少见。好发颜面、颈项、颈前三角区。局限性红斑,轻度肿胀,伴有细小糠状鳞屑,类似脂溢性糠疹样表现。反复发作,可有色斑,有瘙痒感。

【辨证施治】

一、内治法

清涤胃肠,清热疏风。疏风清热饮化裁:苦参 6g,全蝎 1g,皂刺 9g,猪牙皂角 5g,荆芥穗 3g,金银花 15g,白鲜皮 12g,黄芩 9g,防风 6g,蝉蜕 3g,煎服。

二、外治法

外用清凉膏、紫草油、丹皮酚软膏。

第九章　职业性皮肤病

第一节　稻　田　皮　炎

本病中医学称为水渍疮,俗称水田风、稻农疹。

【病因病理】久浸水浆,湿邪外侵,郁于肌肤,复加摩擦而成。

【症状特点】好发于春夏农忙季节,尤以夏收夏种时节最为多见。好发于手脚部。皮疹表现有两型:①浸渍糜烂型:手指与足趾之间浸白起皱,表皮擦烂,基底潮红,少许渗脂,侵蚀白点,甲沟剥脱,甲板磨损,或可染毒焮红,微痒。②红斑水疱型:多发于小腿部,始为红斑,基部水肿,继发丘疹,针大水疱,瘙痒,染毒艳红而疼痛。

【辨证施治】

一、内治法

祛风清热,凉血止痒。祛风清热止痒汤化裁:防风 12g,荆芥 12g,蝉蜕 10g,鱼腥草 12g,金银花 15g,生地黄 12g,紫草 12g,赤芍 12g,竹叶 10g,土茯苓 15g,甘草 6g,煎服。

二、外治法

浸渍糜烂时,外用紫白锌氧油。红斑丘疹时,外用三黄洗剂。稻田皮炎酊(五倍子 25g,明矾 12g,白酒 100ml,浸泡 2 天)外用。并可采用针刺、耳埋针、梅花针疗法。

第二节　菜　田　皮　炎

本病中医学称为草毒疮,俗名菜疹、菜农疹。

【病因病理】夏秋农忙时节,挑水浇粪,喷撒化肥农药,久浸潮湿,外感青菜绿草、虫毒、禽粪之毒邪,蕴结肌肤而患。

【症状特点】在夏秋季节,菜农多发。手足、小足等露出部位多发,手指间、足丫处发生乳白色脱皮,糜烂、肿胀、起皱。严重时可发生丘疹、脓疱或染毒焮红破溃,有瘙痒、疼痛。

【辨证施治】

一、内治法

清营凉血,泄热解毒。化斑解毒汤化裁:升麻9g,生石膏30g,连翘、牛蒡子、黄连、知母、元参各9g,黄柏、苦参、三棱、白蒺藜各6g,煎服。

二、外治法

马齿苋、野菊花各10g,加水250ml,煎洗。苦参、百部、蛇床子各10g,加水500ml,煎水熏洗。枯矾粉外撒。三黄洗剂或紫白锌氧油外搽。

第三节 农药皮炎

本病中医学称为湿毒疮,俗名农药咬。

【病因病理】农药六六六、敌敌畏、西力生、五氯酚钠及有机磷等多种新品种灭虫剂,对人体肌肤有强烈的刺激作用,极易发病。

【症状特点】主要发生在农药厂、运输工、供销员、农民、林民,以春夏季节多见。好发于暴露部位,如手部、前臂、颈前及下肢等处。始为红斑、丘疹、水疱,继而糜烂、结痂、脱屑,兼有眼炎、口炎、鼻炎等,瘙痒灼痛。偶可发生农药中毒,全身症状明显。

【辨证施治】

一、内治法

清热化斑,祛风解毒。化斑解毒汤化裁:升麻9g,生石膏15g,黄连6g,大力子9g,生甘草10g,生山栀9g,玄参9g,知母9g,连翘9g,竹叶15g,黄柏9g,煎服。

二、外治法

30%甘草水冷敷。枇杷叶15g,黄连、黄芩、黄柏各10g,加水500ml,煎汁冷敷。青黛油(青黛粉、黄柏粉、生甘草粉、生石膏粉各10g,混匀加芝麻油100ml,调匀)外搽。五倍子蜜(五倍子粉、炉甘石粉各10g,加蜂蜜30ml,煮沸调匀)外搽。

三、医案选

王某,男,43岁。2009年4月初诊。颜面、上肢等暴露部位发生红斑、水肿、水疱已3天。诊断为“农药皮炎”(五氯酚钠灭虫剂)。已在其他医院治疗,一天后病情加剧而转院。患处红肿、水疱、糜烂,伴眼炎、口炎,剧痒灼痛。

辨证:热毒型。治则:清热化斑,祛风解毒。选化斑解毒汤加减,外用30%甘草水冷敷。三天后好转,守上方继服,外用青黛油,一周后而愈。

第四节　沥青皮炎

本病中医学称为沥青疮,俗名柏油疹。

【病因病理】先天禀性不耐,皮毛腠理不密,外感沥青热毒气邪,复受日晒之炎,蕴结肌肤而患。

【症状特点】夏秋时节为多,常见于炼铜、搬运、铺路、建筑等工人,常发于面颈、手臂、下肢、足部等处,表现为两型:干性型为红斑丘疹,湿性型为水疱渗液。瘙痒、灼热。

【辨证施治】

一、内治法

(1)风热蕴阻证(干性型):清热祛风、利湿止痒。消风散化裁:生地黄15g,防风12g,蝉蜕10g,苦参12g,荆芥12g,石膏20g,白鲜皮12g,土茯苓20g,茵陈20g,甘草3g,煎服。

(2)湿毒热盛证(湿性型):清热利湿,凉血解毒。利湿清热解毒方化裁:金银花20g,生地黄20g,土茯苓30g,萆薢20g,野菊花15g,蒲公英20g,木通12g,赤芍12g,滑石20g,甘草8g,煎服。

二、外治法

干性皮疹,外用三黄洗剂,紫白锌氧油、丹皮酚软膏、除湿止痒软膏。湿性皮疹,3%黄柏溶液、5%甘草溶液做冷湿敷。

第五节　油彩皮炎

油彩皮炎,中医学称为花粉疮。俗名化妆疹。

【病因病理】禀性不耐,腠理不密,外触油彩或化妆品,以致蕴毒不散,郁于肌肤而患。

【症状特点】春夏季节多发,其中尤以青年女性或演员等使用油彩后多见,当然亦见于平素使用化妆品的男女老幼,目前临床上发病者日益增多。主要发生于颜面,尤以眼周为多。表现各异:皮炎型,以水肿性红斑、丘疹为主;粉刺型,以毛囊性丘疹为主;色素沉着型,以灰褐色色斑为主;瘙痒型,以上妆后短期瘙痒为主,无明显皮疹;日光型,化妆后,日晒高温会加剧皮疹发生,红斑丘疹灼痒。

【辨证施治】

一、内治法

（1）湿热证（皮炎型）：清热祛湿，消肿止痒。清热除湿汤化裁：龙胆草 10g，黄芩 10g，白茅根 30g，生地 15g，车前草 15g，蒲公英 15g，大青叶 15g，甘草 10g，煎服。

（2）肺热证（粉刺型）：清肺利湿，益胃清热。枇杷清肺饮化裁：枇杷叶、桑白皮各 15g，党参、甘草、黄连、黄柏各 9g，白茅根、生槐花、苦参各 9g，煎服。

（3）肝肾证（色素沉着型）：滋补肝肾，益血祛斑。逍遥散化裁：柴胡 9g，茯苓 9g，当归 9g，芍药 9g，白术 9g，薄荷 6g，煨姜 3 片，甘草 3g，煎服。

（4）风热证（日光型）：疏风散热，消肿止痒。疏风清热饮化裁：荆芥 9g，防风 9g，牛蒡子 9g，白蒺藜 9g，蝉蜕 6g，黄芩 10g，金银花 15g，连翘 10g，当归 10g，赤芍 10g，生地黄 15g，丹参 10g，浮萍 10g，甘草 10g，煎服。

二、外治法

皮炎时外用三黄洗剂。粉刺时外用姜黄消痤搽剂、玫芦消痤膏、丹参酮乳膏等。色素沉着时外用云苓粉涂擦，或茉莉花籽粉涂擦等。

第六节　工业职业性皮肤病

本病中医学称为职业疹。俗名化工疹。

【病因病理】由于生产过程中各种外界因素，如化学的、物理的、生物的、植物的、动物的毒邪，侵袭肌肤，以致肌肤受阻，湿热蕴毒，血虚风燥而致病。

【症状特点】临床表现各种各样：①皮炎湿疹型：与接触性皮炎和湿疹表现相似，好发于露出部位，尤其手足部位，夏秋多见，女工比男工多发，新工人比老工人多发，同一车间或同一班组有类似发病。②痤疮毛囊炎型：其表现与寻常痤疮相似，但发病不受年龄限制，工龄长比工龄短者发病多。除颜面外，手背、指背、前臂可发生黑头粉刺、毛囊性丘疹、囊肿性瘢痕、色素沉着斑等。③角化皲裂型：秋冬时节多发，好发掌跖部位，皮肤干燥，增厚皲裂，角化裂痛。④浸渍溃疡型：受强酸、强碱、金属盐等侵蚀肌肤，手部、前臂、鼻眼口黏膜等，浸渍发白，表浅糜烂，点状溃疡。⑤色素沉着型：主要受焦油、沥青、化工品等的刺激，使皮肤变褐变黑，相反与氢醌类接触后，又可使皮肤产生白斑。各型均有不同程度瘙痒、灼痛等全身证候，应进行血液各项检查、斑贴试验和现场调查。

【辨证施治】

一、内治法

根据各型不同,做相应辨证。如皮疹湿疹型按接触性皮炎治疗;痤疮毛囊炎型按痤疮治疗;角化皲裂按皲裂治疗;浸渍溃疡型按下肢溃疡治疗,色素沉着型按黄褐斑治疗。

二、外治法

冷敷药水:甘草、黄柏各 10g,加水 200ml,煎汁后做冷湿敷。

第七节 漆 性 皮 炎

漆性皮炎,中医学称为漆疮,俗名漆毒、漆咬。

【病因病理】 禀性不耐漆者,见漆、闻漆或新漆器(原漆或人工合成漆),黏着漆毒,吸入漆气,令人头面肌肤起疹水肿,生疮痒痛。

【症状特点】 生漆采集加工、运输、保管、装修房间等工人,或使用漆具、接触漆毒、吸入漆气者多有发病。好发于暴露部位。见红斑、丘疹、水疱、糜烂、渗脂,持续一周后会趋向消退而脱屑。严重者兼有恶心头晕。局部瘙痒、烧灼疼痛。

【辨证施治】

一、内治法

凉血解毒,活血散瘀。凉血祛瘀汤化裁:生地 9g,赤芍 9g,地丁 9g,大黄 3g,花粉 9g,桃仁 3g,红花 3g,菊花 6g,金银花 9g,丹参 9g,生甘草 3g,煎服。

二、外治法

丘疹水疱时外用寒水石洗剂。糜烂时外用紫白锌氧油。流液时 5% 黄柏溶液冷湿敷。脱屑时外用丹皮酚软膏。

第十章 结缔组织疾病

第一节 皮肤型红斑狼疮

皮肤型红斑狼疮(CLE),中医学称为红蝴蝶疮、马缨丹、鸟啄疮、鸦陷疮、鬼脸疮、荼萸丹等。

【病因病理】多由禀赋不足,风热侵肤,光毒久照,腠理不密,卫外失因,气血阻滞,或情志不遂,食欲不振,肝脾失调,肾阴不足,循经传脏而发病。

【症状特点】夏秋多见,女性较多,好发暴露部位,如面颊部、鼻梁、唇部、耳轮、头皮、手背、足背等处。初起为隆起性斑疹,色淡呈盘状,表面有灰白色黏着鳞屑,揭去鳞屑,其背面为角质栓刺,下方为毛囊口扩张,名为"地板钉现象",久之皮肤萎缩,血管扩张,色素异常,最典型者称为"蝶形红斑",故中医称为"红蝴蝶疮"。毫无痛痒,病程缠绵难退。临床上常分为三型:①急性皮肤型(ACLE):可转化为系统性红斑狼疮;②亚急性皮肤型(SCLE),表现有2种:丘疹鳞屑亚型(银屑病样亚型),多环水肿亚型(弧状脑回亚型);③慢性皮肤型(CCLE),表现有2种:盘状红斑狼疮(DLE),深部红斑狼疮(狼疮脂膜炎,LEP)。实验室检查:在急性、亚急性、深部红斑狼疮中,可有白细胞降低、血小板减少,有时 LE 细胞(+),ANA(+)、RO 抗体(+),占患者总数63%,La 抗体(+)占50%~70%。病检有特殊意义。

【辨证施治】

一、内治法

皮肤型红斑狼疮(CLE)采用中药疗法是非常有益有效的选择:①血热邪毒证(急性皮肤型):清热解毒,凉血除毒。犀角地黄汤化裁:水牛角30g(先煎),生地黄、鱼腥草各30g,赤芍、牡丹皮各12g,紫草、葛草根、青蒿各15g,煎服。②肝脾不和证(亚急性皮肤型):疏肝理脾,活血化瘀。变通逍遥散化裁:当归15g,赤白芍各10g,丹参10g,柴胡6g,茯苓12g,郁金9g,陈皮12g,川楝子6g,生甘草1g,煎服。③肾阴不足证(慢性皮肤型):滋阴益肾,清降虚火。知柏地黄汤化裁:知母、黄柏、山萸肉、山药、牡丹皮、茯苓、泽泻、地骨皮各10g,青蒿12g,熟地20g,生甘草3g,煎服。

二、外治法

外用紫草油。针灸疗法:主穴为命门、阳关、身柱、灵台、耳壳反应点、太冲、曲池、百会、足三里,采用长针疗法,留针 3 ~ 4 小时。

药物诱发的红斑狼疮(DIL)有以下特点:①症状轻,很少累及肾脏及中枢神经系统。②病程短,停药后数月数年后消退。③抗单链 DNA 抗体(+)或抗组蛋白抗体(+)。④血清补体不降低。⑤有用药病史。⑥预后良好。

第二节　系统性红斑狼疮

系统性红斑狼疮(SLE),中医学称为阴虚发斑疮。

【病因病理】　先天禀赋不足或后天脏腑失调,致肾津耗损,阴虚阳亢,火损五脏,阴阳失调。气血失和而致。

【症状特点】　可累及身体各脏器,尤其是皮肤、肾脏、造血系统、关节、心血管等处,兼有发热、疲倦、厌食等证候。①皮肤黏膜:盘状红斑蝶形红斑为特异性皮疹。尚有甲周红斑,光暴露部位水肿性红斑以及风团、水疱、瘀斑、溃疡等,或伴有口腔溃疡,脱发断发、雷诺征(+)等。②骨关节:关节炎、股骨头无菌性坏死。③肾脏:肾炎或肾病综合征,又称"肾狼疮",肾衰竭可致死亡。④心血管:心包炎、心肌炎、心内膜炎等。⑤造血系统:贫血,如白细胞减少、血小板减少等。⑥呼吸系统:肺炎、胸膜炎。⑦消化系统:恶心呕吐,腹痛便血等。⑧精神神经系统:幻觉、妄想、脑炎、偏瘫、昏迷等。⑨眼:视网膜渗出物、眼底出血等。实验室检查:①血常规:贫血,有白细胞、血小板减少。②尿常规:蛋白尿(> 0.5g/d)或管形尿。③免疫学:LE 细胞(+)、抗 nDNA 抗体(+)、抗 Sm 抗体(+),梅毒血清假阳性,荧光抗核抗体(+)。病检有重要意义。

【辨证施治】

一、内治法

(1)热毒炽盛证(皮肤型):清热解毒,凉血通络。羚羊角散合化斑汤化裁:生玳瑁9g,羚羊角粉0.1 ~ 1g(冲服),秦艽12g,黄连6g,漏芦15g,乌梢蛇15g,白茅根30g,石斛30g,天花粉9g,生石膏60g,金银花炭15g,生地30g,牡丹皮9g,生甘草1g,煎服。

(2)阴阳两虚证(肾病型):益肾补气,滋阴壮阳。二仙汤合右归丸化裁:仙茅9g,淫羊藿9g,菟丝子9g,补骨脂15g,川断9g,山药15g,黄柏9g,萸肉9g,知母9g,熟地9g,泽泻9g,煎服。

(3)毒邪攻心证(心病型):养心安神,活血败毒。天王补心丹合身痛逐瘀汤化裁:紫石英 30g,石莲子 9g,白人参 9g,北沙参 30g,当归 9g,生黄芪 30g,秦艽 15g,乌梢蛇 9g,黄连 6g,远志 9g,丹参 15g,合欢花 9g,煎服。

(4)风湿热痹证(关节型):清热和营,祛风通络。独活寄生汤合石膏知母桂枝汤化裁:独活 6g,桑寄生 15g,续断 9g,牛膝 9g,生石膏 60g,知母 9g,虎杖 9g,忍冬藤 15g,川萆薢 9g,丹参 6g,生甘草 1g,煎服。

(5)肝郁血虚证(消化型):疏肝理气,活血化瘀。逍遥散合柴胡疏肝散化裁:柴胡 10g,栀子 10g,丹参 20g,白术 12g,紫草 12g,茯苓 15g,陈皮 6g,青蒿 15g,煎服。

(6)气滞血瘀证(造血型):补肝理气,活血化瘀。膈下逐瘀汤化裁:丹参 9g,陈皮 6g,香附 6g,党参 9g,刘寄奴 30g,莪术 9g,三棱 9g,莪术 9g,赤芍 9g,黄藤 9g,甘草 3g,煎服。

(7)邪热伤肝证(激素副作用型):疏肝清热,活血化瘀。柴胡疏肝汤化裁:蜀羊泉 30g,羊地木 30g,桑寄生 25g,柴胡 15g,制首乌 9g,枸杞子 15g,女贞子 15g,杜仲 12g,漏芦 10g,丹参 15g,煎服。

中成药有:雷公藤片,1~2 片,每日 3 次;雷公藤多苷片,2 片,每日 3 次;昆明山海棠片(糖浆),100~200mg,每日 3 次;青蒿素片,0.1~0.2g,每日 3 次;火把花根片,5 片,每日 3 次;抗狼疮散,6g,每日 1 次;知柏地黄丸,6g,每日 3 次;六味地黄丸,3g,每日 3 次口服。

二、外治法

参考皮肤型红斑狼疮(CLE)的外治法。同时要避孕、避免手术、避免日晒、避免感染等。

三、病案选

严某,男,51 岁。1961 年 12 月初诊。面部有蝶形红斑,光敏,发热 3 年余。曾在上海等医院住院治疗,有多系统病变,检验及病理均符合"系统性红斑狼疮"诊断。由于采用激素"下台阶疗法",病人虚胖水肿,体弱无力,生活不能自理。

辨证为邪热伤肝证(激素副作用型),治宜疏肝清热,活血化瘀,给予柴胡疏肝汤化裁,一月后体力渐渐恢复,但仍有低热、肢倦、盗汗、脱发等。病况辨证伴有阴阳两虚证(肾病型),以益肾补气、滋阴壮阳为治则,给二仙汤合右归丸加减,三个月后病症消退,生活能自理,病情稳定。

第三节　硬　皮　病

本病分为两型,局限型硬皮病中医称为皮痹,系统型硬皮病中医称为风痹。

【病因病理】多由内伤七情,肾阳不足,卫外不固,风寒之邪乘袭,阻于皮肤肌肉之间,痹塞不通,以致邪阻经络,气滞血瘀,营卫不和,酿成脏腑受害,气血失和而成。

【症状特点】可发生于任何年龄,但以中青年妇女为多见,男子偶可发病。局限型主要侵犯颜面、颈项、肢端,而系统型又兼侵袭脏腑。局限型者:表现为肿胀、硬化、萎缩三个阶段。始为点状、片状、带状肿胀斑片,色泽淡红,边缘清楚,触之如馍,久之光滑发亮,变为淡黄色或典型的"象牙色",坚硬似板,逐渐硬化斑开始萎缩,表面无毛无汗,稍下陷,呈凹状,伴色素加深呈淡褐色,或色素减退呈淡乳色。系统型者:表现在皮肤与脏腑的证候,皮肤受损分成三期,浮肿期时皮肤先肿后软,蜡样光泽,肿胀紧张,挤压无纹,触之柔软;硬皮期时皮肤变成坚硬,手捏不起,触之似板,活动受限,表情缺乏,关节不利,呼吸不匀;萎缩期时皮肤变薄,极似白纸,无毛少汗,擦烂成疡,肢端青紫,遇寒则痛。脏腑受损:口内干燥,吞咽不利,心窝灼热,心悸胸闷,呼吸受限,尿频尿急,面色㿠白,疲倦软弱。临床常见分型:①局限型:斑片状硬皮病(硬斑病、泛发性硬斑病)、带状硬皮病、点滴状硬皮病。②系统型:肢端硬化性硬皮病,弥漫性硬皮病。其中特别要注意"雷诺现象":多为首发证候,手指或足趾在遇冷、情绪激动后出现麻木感,颜色变化(白→紫→红)称为(+),后可出现溃疡、瘢痕、断指。③CREST综合征:皮下钙质沉积,雷诺征(+)、肢端硬化、毛细血管扩张等。实验室检查:感觉时值测定延长,血沉加快,狼疮细胞部分(+)。免疫学检测:荧光抗核抗体(+),免疫扩散术抗SCI-70抗体(+)有特异性。病理图像及微循环病变有极重要参考价值。

【辨证施治】

一、内治法

(1)脾虚阳虚证(皮肤肿胀型):健脾祛湿,温肾散寒。阳和汤化裁:熟地30g,鹿角霜15g,炒白芥子15g,肉桂、炮姜炭、灸麻黄各6g,生薏苡仁、鹿衔草各30g,红花9g,灸甘草10g,煎服。

(2)肺卫不宣证(皮肤硬化型):宣肺利湿,通络化瘀。荆防败毒散化裁:荆芥、防风、前胡、柴胡、羌活、独活、茯苓、枳壳、甘草、桔梗、川芎、生姜、乌梢蛇、蝉蜕各10g,薄荷6g,黄芪15g,当归、地龙各9g,全虫2g,煎服。

(3)气血两虚证(皮肤萎缩型):养血补气,活血化瘀。逐痛汤化裁:黄芪60g,当归、车前子、秦艽、落得打各30g,天花粉、延胡索、牛膝各15g,肉桂3g,煎服。

(4)阴虚火旺证(系统型):滋阴降火,疏肝理气。苏脉饮化裁:赤芍60g,金银花、郁金、泽兰、紫草、夏枯草各30g,当归、玄参、甘草各15g,煎服。

(5)气滞血瘀证(综合征型):益气扶正,活血化瘀。桃红四物汤合活络效灵丹化裁:熟地黄15g,当归10g,川芎5g,芍药12g,桃仁9g,红花9g,牡丹皮15g,乳香10g,泻药10g,人参15g,何首乌15g,煎服。

二、外治法

外用红灵酒(生当归60g,红花30g,花椒30g,肉桂60g,樟脑15g,干姜30g,95%酒精10000ml,密封浸泡1个月后滤过存汁留用)。硬皮病溻洗剂(透骨草30g,桂枝15g,红花10g,伸筋草15g,川椒6g,加水300ml,煎汁)溻洗。针灸并施、灸罐并施、推拿疗法可延缓病情。

第四节　皮　肌　炎

本病中医学称为肌痹、痿证。

【病因病理】多由先天不足,营卫不固,风寒湿邪侵及肺脾,久而痹瘀化热,致皮红肌痛,若病久不瘥,可内传五脏而发病。

【症状特点】可发于任何年龄,但以青年为多,女性尤为多见。临床表现极为特殊:①皮肤症状:两上眼睑水晶样黯紫红色红斑,可延至面颈等处及上胸"V"区鳞屑性红斑;特征性"Gottrons 征",常在骨性突起处(肘、膝、指、第二指关节)有融合性紫红色斑丘疹,若在指关节伸侧发生萎缩性丘疹,又称"Gottrons 丘疹";在颜面、躯干及四肢也可发淡褐色或白色网状斑片,称为"棉布皮肤异色样疹";偶见甲皱毛细血管扩张和甲周红斑。②肌肉症状:肌肉对称性无力,下肢受累为甚,行走时呈摇晃步态,手不能举,无力拎物,转颈僵硬,眼疾复视,横纹肌酸痛、压痛。③兼症:吞咽困难,关节肿痛,腹痛腹泻,以及坠积性肺炎、心力衰竭。④伴发:恶性肿瘤,女性多为乳腺癌、卵巢癌,男性多为肺癌、肠胃癌。瘙痒与癌病相关,尤其是淋巴癌与白血病。⑤特殊类型:青少年皮肌炎、无肌病性皮肌炎。有人按光谱学分类,故皮疹及肌炎症状轻重不一。实验室检查:血清肌浆酶急性期升高,肌酸磷酸酶(CPK)、乳酸脱氨酶(LDH)、谷丙转氨酶(ALT)、谷草转氨酶(AST)异常,24 小时尿肌酸、肌酐测定(急性期增加),血常规无明显变化,血沉加快,血清白蛋白可减少。血清抗体中,抗肌浆球蛋白抗体(+),抗肌红蛋白抗体(+),抗 Mi-2 抗体(+),抗 PM 抗体(+),抗 jo-1 抗体、LE 细胞、类风湿因子部分(+)。肌电图、微循环镜检测、皮肤镜检查、病理检查均有临床意义。

【辨证施治】

一、内治法

(1)热毒炽盛证(急性红斑型):清热利湿,活血祛瘀。清瘟败毒散化裁:黄连 3g、黄柏 9g、黄芩 9g、山栀 9g、牡丹皮 9g、土茯苓 30g、苍术 9g、赤茯苓 9g、红花 9g、桃仁 6g、丹参 9g、甘草 3g,煎服。

(2)肺虚脾弱证(急性肌炎型):养肺生津,益脾止痛。四君子汤化裁:党参 9g、炒白术 9g、黄精 12g、炙黄芪 9g、山药 12g、陈皮 6g、炒谷麦芽各 15g、鸡内金 6g、秦艽 15g、防己 12g、炙甘草 3g,煎服。

(3)肾阳不足,气血亏虚证(慢性虚弱型):温肾散寒,补益气血。右归丸合四物汤化裁:附子 12g、肉桂 2g(焗服)、菟丝子 5g、鹿角胶 10g(另烊)、党参 15g、当归 10g、川芎 6g、熟地黄 15g、杜仲 12g、山茱萸肉 6g、黄芪 20g,煎服。

二、外治法

透骨洗敷剂(透骨草、桂枝、红花、当归、丹参各 10g,加水 200ml,煎汁)漏洗。红灵酒外搽按摩。激光光针或旋磁疗法。针灸疗法对肌痛有缓解效果。瘙痒时外用润肤止痒软膏、丹皮酚软膏。

第五节　白塞综合征

白塞病,又称白塞综合征,即口、外生殖器溃疡及虹膜三联症,中医学称为狐惑病。

【病因病理】先天禀赋不耐,肾阴虚弱,肝脾亏损,外邪侵袭,以致肝失条达,肝火内炽,上炎于目,兼蚀于口;饮食无常,脾失健运,湿热下注,气滞血瘀,蕴成阴蚀;湿热久蕴,经脉受阻,溢于肌肤。

【症状特点】初发者主要是青壮年,以女性多见。口腔、皮肤、生殖器及眼睛四个部位可有 3～4 处发病。①口腔溃疡:多发于舌面及颊面,溃疡散在,针头至米粒大,边缘清晰深浅不一,上覆黄膜,边有红晕,边愈边发,连绵不断。②皮疹多样:下肢、上肢或胸背处可见黄豆至核桃大皮下结节,疼痛或压痛,质地偏硬,色多淡红,结节周围有红色晕斑,称"红晕现象",为此病特点;面、胸或阴部发生毛囊炎,顶端脓点,红晕现象(＋)。尚有多形性红斑样、环状红斑样等表现。同时皮肤"针刺反应"(＋)。③阴部溃疡:多见于龟头、阴道、阴唇、尿道口,或阴茎、阴囊、肛周等处,发生深而大的溃疡面,疼痛不已,反复发作。④眼睛证候:角膜炎、角膜溃疡、结膜炎、巩膜炎、葡萄膜炎,严重者可致眼底出血,甚至失明。⑤全身症状:关节红肿酸痛,遇冷加剧,小腿溃烂,心悸气短,腹痛腹胀,尿频尿急等。⑥实验室检查:血沉、黏蛋白、唾液酸、球蛋白均增高,微循环镜检查见蕈状乳头萎缩,有诊断意义。对各种脏腑疾患可做相应检查,如心电图、脑电图、CT 扫描、皮肤镜、眼底镜、阴道镜、胃镜、肛门镜,病检等。

【辨证施治】

一、内治法

(1)肝肾阴虚证(初起多疹型):清热凉血,滋养肝肾。清瘟败毒饮合普济消毒饮化裁:水牛角30g,板蓝根30g,黄连3g,知母9g,石膏30g,白茅根30g,丹参9g,沙参9g,玄参15g,生甘草3g,煎服。

(2)肝脾湿热证(阴部溃疡型):清热除湿,柔肝和脾。五味消毒饮合滋阴除湿汤化裁:蒲公英30g,金银花15g,鸭跖草30g,徐长卿15g,当归9g,白芍9g,地骨皮9g,陈皮6g,泽泻6g,生甘草3g,煎服。

(3)脾肾阴虚证(口腔溃疡型):健脾补肾。土茯苓汤合石膏熟地煎化裁:土茯苓、生石膏各30g,虎杖根、金雀根、生薏苡仁、绵茵陈、麦冬各15g,怀山药12g,熟地、牛膝、知母各9g,生甘草3g,煎服。

(4)气血两虚证(慢性缠绵型):益气升阳,清热养血。活血解毒汤合健脾益气汤化裁:草河车、野荞麦各30g,天门冬、炒党参、茯苓皮各10g,山栀、当归、丹参、白芍各6g,炙甘草3g,煎服。

二、外治法

口腔溃疡外用口腔炎喷雾剂、口腔溃疡药膜。眼目疾疡外用紫金锭眼膏、洗眼蚕茧。女阴溃疡外用黄蒲洁肤洗剂、洁悠神喷雾剂、兰科肤宁纸敷剂、宫糜膏等。

第六节　干燥综合征

本病又名 Sjögrens Syndrone(ss),中医学称为燥毒症。

【病因病理】多因禀性阴虚燥盛,又招罹外来风湿入络,积热酿毒,灼伤津液,化燥阻络,阴液难输,导致气血两亏,肌肤失濡而致。

【症状特点】本病以女性多见,好发年龄在 30 ~ 50 岁左右,一般多在 40 岁以前发病。好发于口、眼、皮肤及关节处。口内干燥,味觉失常,唇红干裂,摄食不便,舌干口苦;眼白睛赤,眵多如乳,灼热涩痛,畏光流泪,干涩昏花,时有干痒;皮肤干燥多屑,多数无汗或少汗,全身干痒,或有红斑、紫斑、风团、脱发。严重时兼发肺炎、肾炎、肝炎、淋巴结炎及恶性肿瘤。临床上常分为原发性(干燥性角膜结膜炎,口腔干燥,皮肤干燥)及继发性(另有类风湿关节炎、红斑狼疮等)。实验室检查:Schinner 试验(滤纸试验)、角膜荧光染色试验、BUT(泪膜中断试验)、下唇活检、唾液流量测定、腮腺造影等可协助诊断。

【辨证施治】

一、内治法

(1)阴虚内热证(原发三症型):清热养阴,生津润燥。一贯煎化裁:太子参、怀山药各 30g,生地、全瓜蒌、淫羊藿、大枣各 12g,知母、石斛、枸杞子、菊花各 9g,生地 6g,甘草 3g,煎服。

(2)脾胃湿热证(继发胃肠型):健脾和胃,清热利湿。平胃散合二妙散化裁:生薏苡米、夏枯草、川草薢、土茯苓各 12g,制川朴、藿香、佩兰、黄柏、广郁金各 9g,生甘草 3g,煎服。

(3)风热灼津证(继发肺炎型):宣肺布津,清热祛风。桑杏汤化裁:板蓝根 30g,桑叶、杏仁、荆芥、防风、灸僵蛹、半夏、知母、沙参、石斛、麦冬各 9g,陈皮 6g,甘草 3g,煎服。

(4)气阴两虚证(慢性体虚型):滋阴生津,养血益气。六味地黄丸合八珍汤化裁:旱莲草、生地、熟地、黄芪各 12g,太子参 30g,炒党参、全当归、怀山药、制首乌、制黄精、白术、白芍各 9g,灸甘草 6g,煎服。

二、外治法

可口含话梅、藏青果等。皮肤外用润肤皮肤膏。

第七节 混合性结缔组织病

本病中医学称为复合痹病。

【病因病理】 先天禀性不固,寒湿内侵,经脉阻塞,气血凝滞,脏腑虚损,瘀邪为患,以致阴阳不平而致。

【症状特点】 女性发病较多,年龄以 30 岁左右多见,儿童及老人亦可罹患。症状不一:如红斑狼疮样皮疹,具有红斑、瘢痕、脱发、光敏;或硬皮病样皮疹,具有雷诺现象,皮肤变硬萎缩,象牙色或乳色;或皮肌炎样皮疹,具有上眼睑紫红色水肿性斑块,手指背部紫红色丘疹,肌无力等。本病为红斑狼疮、皮肌炎、硬皮病等混合表现,故全身症状明显,如关节炎酸痛、肌肉无力、瘰核肿大,并兼有脏腑症候群。实验室检查:贫血,可见白细胞、血小板减少,血沉加快,抗核因子(+)、类风湿因子(+)、抗 RNP 抗体(+)。

【辨证施治】

一、内治法

(1)寒阻血瘀证(硬皮病型):温阳散寒,活血通络。结组汤Ⅰ号化裁:制川乌9g,桂枝、赤芍、当归、川芎、杜红花、桃仁泥、炙地龙各9g,桑枝30g,大枣15g,生甘草3g,煎服。

(2)阳虚血瘀证(皮肌炎型):补肾壮阳,温经和营。结组汤Ⅱ号化裁:熟地18g,鹿角片12g(先煎)、淫羊藿30g,锁阳、肉苁蓉、川桂枝、净麻黄、威灵仙、羌活各9g,丹参30g,益母草15g,煎服。

(3)阴虚血瘀证(红斑狼疮型):养阴益气,活血化瘀。结组汤Ⅲ号化裁:生地30g,玄参12g,天麦冬各9g,蛇舌草、鹿衔草、六月雪、虎杖、黄芪、丹参、鸡血藤各30g,炙地龙、乌梢蛇各15g,煎服。

二、外治法

红斑者外用氯倍他索尿素乳膏,血管痉挛者外用红灵酒,溃破者外用紫草油。同时采用针灸、拔罐、按摩、蜡疗、水疗等疗法。

第八节　重叠结缔组织病

本病中医学称为重叠痹病。

【病因病理】　先天禀赋不足,营卫虚弱,外感毒邪,气血耗伤,阴阳失调而致。

【症状特点】　以中青年多发,尤以女性为多。好侵犯皮肤、黏膜、关节及脏腑。多为两种结缔组织疾病同时存在而出现重叠症状。如系统性红斑狼疮(SLE)分别和系统性硬皮病、类风湿关节炎、皮肌炎等重叠,而发生相应的临床证候。因此皮损多样,全身症状明显,多数具有发热、关节痛楚、脏腑受损等。实验室检查:多数有免疫异常,如血清总蛋白、免疫球蛋白升高,抗核抗体(＋)、血沉加快,病理检查有特殊意义。

六种传统的结缔组织疾病,即系统性红斑狼疮(SLE)、进行性系统性硬化症(PSS)、结节性多动脉炎(PN)、皮肌炎(DM)及多发性肌炎(PN)、类风湿关节炎(RA)和风湿病(RF),其单独发病与重叠发病应给予鉴别。另外结缔组织疾病的边缘疾病,如白塞综合征、干燥综合征、结节性脂膜炎或类似疾病,如变应性亚败血症等也要注意鉴别。鉴别的重点是详细完备的病史、临床症状的特殊表现、实验室的各项检查结果、病理组织检查、皮肤镜检查、微循环镜检查等,再综合分析,方能有正确的诊断。

【辨证施治】

一、内治法

(1)阴虚血瘀证(紫红斑型):滋阴清热,活血化瘀。清热凉血汤化裁:红藤、生地、元参、鲜芦根各 30g,牡丹皮、知母各 9g,赤芍、泽泻、甘草各 6g,水牛角粉(分 2 次吞服),大黄 2g,煎服。

(2)阳虚血瘀证(冷紫麻型):温补脾肾,活血化瘀。济生肾气丸合二仙汤化裁:丹参、炙甘草、益母草、扦扦活各 30g,附片、党参、淫羊藿、仙茅各 9g,菟丝子、川断各 12g,煎服。

(3)风湿热痹证(关节炎型):清热和营,祛风通络。独活寄生汤合石膏知母桂枝汤化裁:丹参 30g,威灵仙、忍冬藤各 15g,续断、牛膝、知母、萆薢、雷公藤各 9g,独活 6g,甘草 1g。煎服。

(4)毒犯元神证(神志昏蒙型):养心安神,活血败毒。天王补心丹合身痛逐瘀汤化裁:紫石英、沙参、黄芪、丹参各 30g,秦艽 15g,石莲子、乌梢蛇、合欢花各 9g,附片、黄连各 6g,安宫牛黄丸 1 粒(研细末吞服),煎服。

二、外治法

皮疹外用红灵酒,破溃外用紫草油、甘草油,关节疼痛曼吉磁贴(阿是穴)或针灸、拔罐、光针、贴穴等治疗。

第十一章　神经精神障碍性皮肤病

第一节　结节性痒疹

本病中医学称为马疥、顽湿聚结。

【病因病理】 禀性不耐,腠理不密,昆虫叮咬,风湿外袭,结毒经络,血气凝滞而发病。

【症状特点】 任何年龄、性别均可发病,女性发病者较多,秋季新发者居多。好发四肢伸侧,尤以下肢多见。黄豆至樱桃大结节,单发或多发,呈线状排列,或散在分布,触之坚硬,新为红色,久呈灰褐,表面粗糙,顶呈疣状,伴有搔痕及血痂。自觉皮损极痒。慢性病程,长期难愈。病检有意义。

【辨证施治】

一、内治法

(1)风湿凝滞证(结节初起型):搜风解毒,除湿止痒。全虫方化裁:全虫6g,皂刺12,猪牙皂角6g,蒺藜15g,炒槐花15g,炒枳壳9g,苦参9g,荆芥9g,蝉蜕3g,威灵仙12g,草薢9g,生薏仁米9g,甘草1g,煎服。

(2)血虚风燥证(结节久存型):养血润肤,消风止痒。地黄饮子化裁:生地15g,熟地10g,何首乌12g,黑元参12g,当归9g,刺蒺藜12g,粉丹皮9g,红花6g,白僵蚕6g,黄芪9g,生甘草3g,煎服。

二、外治法

祛结止痒药水(补骨脂15g,鸦胆子仁9g,黄连9g,冰片6g,黄柏6g,雄黄6g,轻粉3g,75%酒精100ml,浸泡后存酊)点搽。外搽除湿止痒油、黑豆馏油凝胶。慢性皮炎贴膏外贴,五妙水仙膏点蚀。纯鱼石脂胶布贴敷。

第二节　神经性皮炎

神经性皮炎,中医学称为摄领疮、纽扣风。

【病因病理】 风热之邪搏于肌肤,凝聚不散,日久耗血,营血不足,血虚风燥,肤失濡养而致。

【症状特点】多见于中老年男女。好发于颈周、眼睑、肘窝、腘窝、尾骶部、四肢伸侧、会阴、阴唇、阴囊、大腿内侧等。扁平丘疹,皮损肥厚,且伴鳞屑,抓痕血痂,可呈局限型与播散型,局部瘙痒。

【辨证施治】

一、内治法

(1)风热蕴阻证(局限丘疹型):清热祛风,养血润肤。消风散化裁:桑叶6g,金银花9g,蝉衣3g,生山栀9g,黄芩9g,苍术9g,赤芍12g,蒲公英12g,徐长卿15g,当归9g,何首乌9g,苦参6g,生甘草3g,煎服。

(2)血虚风燥证(局限斑片型):养血祛风,润燥止痒。地黄饮子化裁:制首乌15g,全当归9g,炒白芍9g,炙僵蚕9g,生地18g,小胡麻9g,荆芥6g,白蒺藜9g,苦参片9g,炙甘草3g,煎服。

(3)阴虚血燥证(播散密集型):滋阴养血,润燥止痒。四物汤化裁:当归20g,熟地15g,白芍9g,川芎6g,玄参30g,麦冬20g,荆芥10g,炙甘草3g,煎服。

二、外治法

选方外用:神皮膏(雄黄8g、硫黄10g、海螵蛸10g共研极细末,凡士林72g,调膏);神皮醋(生半夏、斑蝥、白狼毒各等分,研极细末,米醋适量,调糊);复方斑蝥酊(斑蝥、蜈蚣各10g,放入75%酒精1000ml中,浸泡1周后去渣,再加入水杨酸30g、樟脑、薄荷各10g,成酊)。还可外用10%黑豆馏油软膏或凝胶,5%糠馏油、煤焦油、松馏油软膏或酊剂,10%冰片乳膏等。也可配合针刺、围针、梅花针、耳针、头针、艾灸疗法。播散型亦可选用电热烘疗法(疯油膏+电吹风)、贴敷疗法(纯黑豆油+叠瓦状胶布)、十字穿线疗法(皮下羊肠线埋藏)、划痕疗法(十字形划痕+明矾末)、点状封闭疗法(复方莪术针剂做点刺),还可用皮炎贴膏、黑豆馏油贴膏等外贴治疗。

第三节　全身性瘙痒症

本病中医学称为痒风、瘙症,俗名为干皮痒。

【病因病理】风热客于肌腠,外邪游窜经脉,激惹气血不和;或病久、产后、失血、体虚,导致卫阳摄固不密,邪行营卫之间;或阳亢偏盛,灼阴耗液,导致肤失所养而致发。

【症状特点】冬季多见,老人多发。以躯干及四肢为主。偶可延至全身。由于频繁搔抓,皮肤有血痂、褐色色素沉着,湿疹及苔藓化,严重时可继发毛囊炎等脓皮病。阵发性瘙痒,夜间尤甚,以至夜寐不安,心烦体倦。

【辨证施治】

一、内治法

(1)血虚两燔证(早期血痕型):清气凉血。白虎汤化裁:生石膏 15g,(先煎),炒知母 6g,麦冬、玄参、炒丹皮各 10g,沙参 15g,生地 12g,防风、紫草各 6g,荆芥 6g,六一散 9g,煎服。

(2)脾虚卫弱证(中期寒冷型):健脾益气。人参健脾汤化裁:党参、黄芪各 10g,白术、陈皮、防风各 10g,茯苓皮 12g,荆芥、砂仁、炒枳壳、玫瑰花、甘草各 6g,炒黄连 1g,广木香 3g,煎服。

(3)肝肾亏损证(晚期苔藓型):滋养肝肾。地黄饮子化裁:干地黄、枸杞子、炒白术、当归、茯苓、淡苁蓉、炒杜仲各 9g,何首乌 10g,山茱萸、钩藤各 10g,黄柏、知母、山药各 6g,煎服。

二、外治法

20%百部酊、除湿止痒油、10%薄荷脑软膏、1%冰片乳膏、5%糠馏油软膏、黑豆馏霜、0.025%辣椒素霜等。

三、医案选

章某,男,68 岁。2010 年 12 月就诊。全身瘙痒十余年,诊断为"老年性瘙痒症"。多家医院久治难息。

辨证:肝肾亏损证(晚期苔藓型)。治则:滋养肝肾,祛风止痒。方选:地黄饮子化裁,外用除湿止痒油。七日后病者瘙痒明显减退,继服前方,十二日后三诊,近日痒重,且有血痂、搔痕等。宗前方加赤芍、元参、荆芥、白蒺藜后继服,十六日后自称病已痊愈。

第四节　女阴瘙痒症

女阴瘙痒症,中医学称为阴痒、妇人阴户痒。

【病因病理】外染虫邪,湿热下注,肝火郁结,蕴积阴户而致病。

【症状特点】多见于中老年妇女,现在年轻妇女发病率也在升高。多发于外阴部,严重时外延股内,内延户口。抓痕、血痂、苔藓,也可有红斑丘疹、糜烂渗脂,多伴有白带增多,黏而多腥。外阴瘙痒,夜晚严重,可影响睡眠。女阴分泌物镜检可见滴虫与真菌等。

【辨证施治】

一、内治法

(1)湿热下注型(丘疹水疱型):清热利湿。萆薢渗湿汤化裁:萆薢12g,生薏仁15g,炒白术9g,黄柏9g,白鲜皮30g,茵陈15g,鹤虱9g,槟榔9g,苦参9g,金银花9g,土茯苓15g,生甘草3g,煎服。

(2)肝火郁结证(干屑燥痒型):疏肝止痒。逍遥丸化裁:柴胡9g,当归12g,白芍6g,白术9g,茯苓9g,薄荷3g,牡丹皮9g,栀子6g,苦参9g,生甘草3g,煎服。

(3)湿热化虫证(白带腥臭型):清热杀虫。五味消毒饮化裁:金银花15g,野菊花15g,蒲公英15g,紫花地丁15g,蛇床子6g,苦参9g,黄柏9g,生甘草3g,煎服。

二、外治法

阴痒坐浴剂:蛇床子、白鲜皮、地肤子各15g,黄柏10g,秦皮6g,川椒6g,薄荷3g,枯矾12g,煎水坐浴。

阴痒布塞栓:光杏仁50个,捣烂为泥,硫黄粉、枯矾粉各3g,用水和丸,雄黄粉15g为衣,配纱布裹药入阴内,24小时后取出,每日1次。干燥多屑时外用除湿止痒油、除湿止痒软膏、蛇床子软膏、丹皮酚软膏等。

水疱糜烂时外用阴痒冷敷剂:龙胆10g,蛇床子15g,明矾15g,煎水做冷湿敷。亦可选用洁尔阴或洁身纯冲洗外搽。

第五节　阴囊瘙痒症

本病属中医阴痒范围。

【病因病理】洗涤不洁,湿热蕴积,局部多汗,外染虫毒,或风热外袭,血虚风燥,搔抓无度。

【症状特点】中老年男性多发。阴囊两侧,或延至股内,皮肤先渐红干痒,搔抓后有血痂、搔痕,热水烫洗后可糜烂结痂,后逐为肥厚、苔藓化。阵发性瘙痒,尤以夜晚为甚。皮屑镜检可见真菌等。

【辨证施治】

一、内治法

(1)风热证(潮红瘙痒型):清热祛风。阴囊Ⅰ号化裁:荆芥、防风、黄芩、猪苓、泽泻各10g,二花20g,甘草6g,煎服。

(2)湿热证(焮红破溃型):清热利湿。阴囊Ⅱ号化裁:金银花、生地各15g,

黄芩、黄柏、泽泻、木通、车前子(包)、牡丹皮、白鲜皮、地肤子各9g,甘草3g,煎服。

(3)血燥证(肥厚干痒型):养阴润燥。阴囊Ⅲ号化裁:沙参、麦冬、当归、生地、赤芍、白蒺藜、红花、白鲜皮各9g,鸡血藤、丹参各15g,生甘草3g,煎服。

二、外治法

单纯瘙痒者,外用止痒扑粉(樟脑、薄荷脑、冰片各1g,氯化锌、淀粉各20g,滑石粉加至100g,混匀)扑撒。皮肤干痒时,外用止痒软膏(黄柏、大黄、明矾各10g,研细末,松馏油10g,凡士林加至100g,调匀)或肤痔清软膏、黑豆馏油凝胶、除湿止痒软膏。

第六节 肛门瘙痒症

肛门瘙痒症,中医学称为肛门作痒,俗称肛痒疮。

【病因病理】肛门不洁,湿热久蕴,外感蛲虫,或痔疮瘀血不化,湿热化火,或脾胃不和,湿热下注,血虚风盛,皮干燥痒。

【症状特点】男女老幼均可发病,以小儿及老年者居多。肛门及肛周多发。初为红斑丘疹,后久湿不干,或糜烂焮红,渗脂臊臭,久则结痂鳞屑,干燥肥厚,放射状裂纹。瘙痒、干痒、灼痒。肛周皮屑或脂液涂片检查可见真菌及蛲虫等。

【辨证施治】

一、内治法

(1)湿热证(糜烂型):清热利湿,祛风止痒。龙胆泻肝汤化裁:龙胆草9g,连翘6g,生地9g,泽泻6g,车前草12g(包),黄芩9g,生栀仁9g,牡丹皮9g,木通6g,生薏苡仁9g,萆薢9g,生甘草6g,煎服。

(2)风热证(鳞屑型):疏风清热,燥湿止痒。消风散化裁:荆芥9g,防风9g,当归12g,生地15g,苦参9g,苍术9g,蝉蜕6g,牛蒡子9g,知母6g,木通9g,金银花10g,灯心1g,生甘草3g,煎服。

(3)血燥证(苔藓型):养血润燥,祛风止痒。四物汤化裁:当归12g,熟地15g,白芍9g,川芎6g,荆芥6g,防风6g,苦参6g,生甘草3g,煎服。

二、外治法

雄黄粉10g,水调外搽肛周,对有蛲虫者特别适用。糜烂型外用苦参30g,威灵仙、当归、川芎各10g,五倍子20g,加水1000ml,煎汁熏洗后冷敷。鳞屑型外用青黛油(青黛粉、氧化锌粉各25g,芝麻油100ml调匀)。苔藓型外用肤痔清软膏、黑豆馏油凝胶、除湿止痒软膏。渗脂者外用兰科肤宁贴敷或洁悠神喷雾剂。

第七节　拔　毛　癣

本病俗称拔毛狂。

【病因病理】　先天禀赋不足,情志紊乱,肝血阴虚,以致搔拔皮毛,顽而难改。

【症状特点】　多为孩童,特别是独生子女,家中容易忽略孩子的不良行为,青壮年亦可偶尔发病,好发头部。病人用指、铁夹、镊子拔除自己的头发、眉毛、睫毛、胡须、阴毛、腋毛等,成为"缺毛斑",也有用剪刀剪断毛发,谓之"断毛癣"、"剪发狂"。患者自觉不适,眩晕目糊,肢麻手动,关节不利,拔毛或剪毛后心情特别舒畅,否则情绪紊乱。毛发及皮屑检查,可排除毛发自身疾病,如头癣、毛结节病等。

【辨证施法】

一、内治法

肝血阴虚证,宜补血养肝,滋阴柔肝。补血养肝汤化裁:枸杞子9g,白芍9g,何首乌12g,山萸肉9g,地黄9g,当归12g,熟地15g,枣仁6g,木瓜3g,麦冬6g,甘草3g,煎服。

二、外治法

外搽10%黄芪酊、10%桑白皮酊,针灸疗法特有效。

第八节　疾病恐怖症

本病俗称疾病恐慌症。

【病因病理】　暴怒或忧郁,肝失条达,郁久化火,致使灼伤心阴,化风上扰而生。

【症状特点】　中老年患者为多。千方百计找寻根据,来证明自己已经患上了某种疾病。临床最常见的有:性疾病恐怖症、麻风病恐怖症、梅毒病恐怖症、疥疮病恐怖症、臭汗症恐怖症、皮癌恐怖症、黑素瘤恐怖症、皮肤异常感觉恐怖症等。苦恼不安,眠少梦多,头晕耳鸣,面多潮红,语言低沉。

【辨证施治】

一、内治法

肝火旺盛,心阴不足证,宜清除肝火,养心安神。龙胆泻肝汤化裁:龙胆草

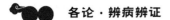

9g,炒黄芩 6g,炒栀子 6g,细生地 24g,桑叶 9g,全当归 20g,麦门冬 9g,生龙齿 24g,白芍 9g,煎服。

二、外治法

外用有色无害水剂,如 10% 黄柏水、1% 红花水、1% 紫草水,起暗示作用。

第十二章 物理性皮肤病

第一节 冻 疮

冻疮中医学亦称为冻疮,或冻瘃、冷疮。

【病因病理】 严冬腊月,春寒之日,触冒风雪寒毒之气,肌肤外露,阳气不足,外寒侵袭,经络阻涩,致面耳手足初痛冷肿,破至皮肉溃烂,重者肢节堕落。

【症状特点】 多见儿童、妇女、活动较少的老人、野外工作者,一般寒冷季节发病,天气转暖逐渐好转。好发于手部、足部、耳部等暴露部位。局部肿胀,境界不明,多呈紫红,分布对称,久则发生水疱、糜烂及溃疡。初有麻痹感,后有肿痛感。微循环镜检查可了解皮肤血管变化,有利于防治。

【辨证施治】

一、内治法

(1)寒冷阻络证(肿痒型):温经散寒,活血通络。当归四逆汤化裁:黄芪、当归、赤芍、白芍、桂枝各9g,川芎5g,鸡血藤15g,透骨草12g,吴茱萸6g,生姜皮3g,煎服。

(2)阳气不达证(破溃型):调和气血,祛寒通络。附子理中汤化裁:炮附子、干姜、白术、炙甘草、党参、丹参、川芎各9g,黄芪12g,大枣10枚,煎服。

二、外治法

(1)红花冻疮酊(红花、干姜、黄柏、王不留行各120g,加水5000ml,煎成2500ml,滤过,再加95%酒精2500ml,混匀)外用于未破冻疮。

(2)红花冻疮软膏(红花、干姜、黄柏、王不留行各30g,共研极细粉,加凡士林500g,硼酸50g,樟脑25g,制膏)外用于已破冻疮。

(3)姜椒酊(鲜生姜60g,羊角辣椒60g,75%酒精300ml,浸泡)外用于未破冻疮。

(4)甘桂粉浸泡剂(甘草3g,官粉2g,麦芽2g,花椒0.5g,樟脑0.5g,艾叶2g,共研细末,10g为1包)温水冲溶,浸泡按摩,用于未破冻疮及预防用。

(5)复方乌头酊(生川乌、生草乌、桂枝各50g,细辛、红花各20g,共研粗粉,再加芒硝40g,樟脑15g,60%酒精1000ml,浸泡)外用于未破冻疮。

(6)当归冻疮膏(当归浸膏20g,干姜粉20g,血竭粉10g,薄荷脑1g,凡士林200g,调膏)外用于已破冻疮。

(7)儿童冻疮温浴剂(当归20g,桂枝15g,芍药20g,细辛5g,炙甘草5g,木通10g,生姜10g,大枣5枚,煎水)先熏后浴,1包连用4天,每天1次,用于儿童手足冻疮。

三、医案选

黄某,女,40岁。2007年2月初诊。患双手冻疮20多年。入冬即发,春暖自愈。发作时红肿、糜烂、溃破、肿痛,无法工作。曾用过硝苯地平、山莨菪碱、维生素E等内服,辣椒酊、肝素钠软膏等外用,均无效果。

初诊时为寒冷阻络证(肿痒型)。宜湿经散寒,活血通络。当归四逆汤加减煎服。七日后红肿虽消散,但溃疡面仍存在。辨证:阳气不达证(破溃型)。宜改调和气血、祛寒通络为则。方药为附子理中汤化裁内服,外用当归冻疮膏,十八日后皮疹全消。

第二节　红色粟粒疹

本病中医学称为痤痱、痱子、热痱、痱毒。

【病因病理】夏日暑热蕴蒸皮肤,汗泄不畅,或发热体胖,致使热邪阻闭于毛窍所致。

【症状特点】夏季或高温环境多发,小儿、肥胖、发热者多见。临床上多见于颈周、胸背、头部。针头至粟粒大丘疹、丘疱疹,周有红晕,常呈片状,一批消退,一批又生。自感瘙痒,搔抓后多变为脓疱或脓痂。故有白痱、红痱、脓痱、深痱之分。

【辨证施治】

一、内治法

(1)暑湿证(白痱红痱型):清暑利湿,解毒利尿。清暑汤化裁:青蒿4g,佩兰6g,薄荷4g,淡竹叶9g,银花9g,鲜荷叶1片,绿豆衣9g,六一散15g(包),黄柏3g,生甘草6g,煎服。

(2)热毒证(脓痱深痱型):清热解毒,祛暑除湿。五味消毒饮化裁:金银花15g,野菊花15g,蒲公英30g,紫花地丁15g,天葵子15g,滑石20g,淡竹叶10g,生地黄15g,生大黄10g,牡丹皮15g,煎服。

二、外治法

痱子外洗液(马齿苋、苦参、枯矾、菊花各10g,加水200ml,煎后温洗)。痱子扑粉(滑石粉30g,绿豆粉15g,研末和匀)外扑。三黄洗剂外用。脓痱外用黄连粉水调点涂。

第三节　手足皲裂症

本病中医学称为皲裂疮、皴裂疮、干裂疮、裂口疮。

【病因病理】外受寒冷风燥,内有肌热,风热相搏,血脉阻滞,气血不和,肤失所养,皮肤枯槁而致。

【症状特点】秋冬时节多发,常见于工人、农民、主妇,其中中老年患者为多。好发于手掌、手指、足跟、足侧等处。皮肤干燥,增厚粗糙,失去弹性,裂口纵横,交叉成网,深浅不一,长短不同,曲直多形,甚至可龟裂肌隙,干痛常存,临床上可分为3度:Ⅰ度(干裂)、Ⅱ度(刺痛)、Ⅲ度(出血、灼痛)。

【辨证施治】

一、内治法

血虚风燥证。养血润燥,祛风和中。滋燥养荣汤化裁:生地30g,熟地20g,当归15g,赤芍9g,黄芩9g,秦艽6g,防风9g,黄芪12g,元参9g,炙甘草6g,煎服。

二、外治法

外用生肌玉红膏、润肌皮肤膏、紫草油、20%白及软膏、三合油(蛋黄油、大枫子油、甘草油等量混匀)。出血灼痛时,可外贴皲裂贴膏、伤湿止痛膏等。疯油膏电烘疗法、温药浸泡剂(地骨皮、苦楝子、白矾、甘草各15g,水400ml,煎水)温泡。

第四节　植物日光性皮炎

本病中医学称为风毒病、红花草疮。

【病因病理】禀性不耐,腠理不密,复因多食灰灰菜等,以致肠胃运化失职,热毒内生,加之外感风热日晒,阳毒外燔,阻于肌肤而成。

【症状特点】男女老幼均可发病,但以青壮年及儿童为多,女性略多于男性。好发于日晒部位,如颜面、手背、前臂、足背等处,见红肿、水疱、紫斑、坏死、眼裂变小,唇肿发紫,张口困难,手足紫肿,瘙痒、脚麻、灼热、疼痛等。

【辨证施治】

一、内治法

(1)风邪证(浮肿期):祛风达邪。菊花茶调散化裁:桑叶、菊花、荆芥、防风各9g,川芎6g,白芷、浮萍、僵蚕各9g,薄荷3g,甘草3g,煎服。

(2)血瘀证(瘀斑期):清热活血。化瘀解毒汤化裁:生地30g,连翘、元参、大力子、知母、淡竹叶各9g,生石膏30g,升麻6g,丹参9g,当归6g,黄连3g,煎服。

(3)热毒证(溃疡期):清热解毒。普济消毒饮化裁:炙僵蚕9g,桑叶9g,黄芩9g,大青叶15g,蒲公英12g,生山栀9g,大力子9g,薄荷3g,黄连1g,金银花9g,生甘草6g,煎服。

二、外治法

未破者外用消肿冷敷剂(黄柏、黄芩、蒲公英、野菊花、金银花各5g,水200ml,煎汁待凉)冷湿敷。已破者外用蛋黄油、青黛散油外敷换药。针刺疗法有利于消肿止痛。

第五节　泥螺日光性皮炎

本病中医学称为泥螺毒、螺丝疮。

【病因病理】先天禀性不耐,多食泥螺海腥动风发物,脾胃失运,热毒内蕴,复受日晒风热,风湿热毒瘀阻肌肤而致病。

【症状特点】多见于成年女性或儿童,有食泥螺及日晒病史,常突然发病,好发于暴露部位,如面颈、手背、足背等处。颜面水肿,眼睑肿胀,唇肿如馒,皮肤瘀点斑斑,水疱、血疱,严重时可见溃疡、坏死、漫肿、黯紫、焮热、麻胀、瘙痒、灼痛、胀痛,全身不适,多伴寒热。实验室检查白细胞总数升高,血沉加快,血清铁增加,尿卟啉检测增高。

【辨证施治】

一、内治法

热毒蕴湿证。清热解毒,祛风利湿。桑菊饮化裁:板蓝根30g,大青叶30g,桑叶15g,陈皮6g,黄芩9g,黄连9g,升麻6g,牛蒡子9g,元参15g,僵蚕9g,生甘草6g,煎服。

二、外治法

无溃疡时外用黄柏、菊花、金银花、蒲公英、紫草各5g,加水300ml,煎汁冷后湿敷。溃疡时外用清凉膏、兰科肤宁贴敷剂、洁悠神喷雾剂。

第六节　夏　季　皮　炎

本病中医学称为夏疥、暑热疮,俗名夏日痒、干疤疥。

【病因病理】水湿内阻,复受暑热,蕴于肌肤,不得外泄而致皮肤病。

【症状特点】炎夏秋热,成人男女,尤其肥胖者更为多见。好发于颈周、胸背及四肢,尤其多见于小腿伸侧面,常对称分布。红斑水肿,针样丘疹,微小丘疱疹,基底潮红,顶部亮泽,伴发血痂、搔痕、苔藓或脓疱。剧烈瘙痒,越热越痒,越烫越痒,越抓越痒,秋凉自消,来年往往又会再发。

【辨证施治】

一、内治法

暑湿痒证。宜清暑化湿,潜镇止痒。清暑汤化裁:藿香9g,薄荷4.5g,青蒿9g,地骨皮15g,淡子芩9g,徐长卿15g,苦参12g,淡竹叶9g,银花9g,六一散12g(包),珍珠母30g,生牡蛎30g,绿豆衣9g,野菊花3g,生甘草3g,煎服。

二、外治法

夏皮洗搽剂(苦参、野菊花、蛇床子、明矾各10g,加水200ml,煎汁)洗搽。外用夏皮酊剂(百部15g,黄连15g,黄柏10g,白酒200ml,浸泡)或外用三黄洗剂、寒水石洗剂、湿疹散。

第七节　日光性皮炎

本病中医学称为日晒斑、日晒疮、夏日沸烂疮。

【病因病理】禀赋不耐,腠理不密,复感暑热,热不外泄,郁于肌肤而致病。

【症状特点】炎夏初秋多见,尤以三伏天酷日暴晒者为多。好发于颜面、手部、颈周、前臂等。大片鲜红色斑片,水肿明显,边界鲜明,或起水疱,数日后可脱屑而愈。实验室检查:紫外线红斑反应试验呈异常反应,光激发试验对无皮疹者有重要价值,血、尿、粪卟啉均(-)、抗核抗体(-)。

【辨证施治】

一、内治法

风湿阻肤证。清热祛湿,祛风解毒。清热除湿汤化裁:白茅根30g,生石膏15g,生地12g,牡丹皮、龙胆草、连翘、大青叶、车前子各12g,生米仁30g,六一散10g,金银花、花粉各12g,甘草6g。

二、外治法

马齿苋、甘草、野菊花各20g,加水500ml,煎汁冷湿敷。外用三黄洗剂、清凉膏、丹皮酚软膏、黄蒲洁肤洗剂。

第八节　多形性日光疹

本病中医学称为暑热病、夏日疹。

【病因病理】 禀赋不耐,血热内蕴,复受阳毒,蕴蒸肌肤而致。

【症状特点】 有明显季节性,春夏多发,秋冬自退,好发于成人。常在颜部、颧部、颈部、手背及前臂等露出部位。皮疹呈多形性,有丘疹、丘疱疹、水疱,或呈多形性红斑样疹、红斑狼疮样疹、荨麻疹样、痒疹样疹等,瘙痒明显。实验室检查同日光性皮炎。

【辨证施治】

一、内治法

(1)热毒湿阻证(红斑瘙痒型):清热解毒,利湿止痒。藿香正气散化裁:藿香、佩兰、金银花各15g,荷梗、冬瓜皮、西瓜翠衣、生薏苡仁、茯苓皮、六一散各12g,元参、石斛、南北沙参各9g,生甘草3g,煎服。

(2)血热夹风证(丘疹结节型):凉血活血,解毒祛风。凉血五花汤化裁:野菊花15g,凌霄花15g,玫瑰花10g,鸡冠花10g,红花6g,当归10g,生地黄15g,丹参20g,蝉蜕6g,僵蚕6g,川芎6g,甘草6g,煎服。

(3)湿热蕴肤证(水疱糜烂型):散风清热,除湿止痒。消风散化裁:荆芥9g,防风9g,当归10g,苍术10g,苦参10g,生地黄15g,生石膏30g,知母10g,蝉蜕10g,黄芩10g,木通10g,赤芍10g,栀子6g,甘草6g,煎服。

二、外治法

马齿苋煎水冷敷,外用三黄洗剂、清凉膏、克痒舒洗剂。

第十三章 红斑鳞屑性皮肤病

第一节 银 屑 病

银屑病,中医学称为白疕,俗名牛皮癣。

【病因病理】 风寒风热侵袭肌肤,患者禀性不耐,不能宣泄,经脉受阻,气血不畅,血虚风燥,冲任失调,热毒流窜而致病。

【症状特点】 本病发病率较高,约为1.67%,全国估计有123万病人。四季皆可发病,以冬季型为最多,男女老幼均可发病,以中青年为多。本病好发于头皮、四肢伸侧、胸背、尾骶部等处,严重时可至全身。皮损表现各异:①寻常型:红斑鳞屑,薄膜现象(+),筛状出血现象(+),同形反应现象(+),皮疹可呈斑点状、钱币状、地图状等。头发有鳞屑斑片,束状毛发,牛皮癣冠,指甲有顶针样小凹或纵嵴;②脓疱型:掌跖部或扩延全身皮肤,有针头至粟粒大小的脓疱,均隐匿在皮下末破,表面覆以痂皮,发作与缓解交替,缠绵难愈;③关节型:大小关节受累,肿胀酸痛,伸屈不利,甚至畸形;④红皮病型:全身或局部皮肤潮红,肿胀脱屑,正常皮肤呈岛屿状。自觉微痒不适,严重者关节痛楚,寒热起伏,疲倦无力。病理切片、微循环镜检查等有一定价值。

【辨证施治】

一、内治法

(1)风热证(进行期夏季型):清热凉血,祛风止痒。消风散化裁:防风9g,金银花12g,牡丹皮、赤芍、紫草各30g,蝉衣、白芷、槐花、柴胡、黄芩、苦参各6g,煎服。

(2)风寒证(进行期冬季型):祛风散寒,养血润燥。桂枝汤化裁:麻黄、桂枝、川乌、苍耳子、白芷、白鲜皮、地肤子、当归、鸡血藤、桑枝各3g,煎服。

(3)湿热证(药物刺激加重型):清热利湿,祛风止痒。土茯苓汤化裁:土茯苓、白鲜皮、白花蛇舌草、八月札各30g,地肤子、凤尾草各15g,炒黄柏、黄芩、山栀、苦参片各9g,炒枳壳5g,煎服。

(4)血热证(红皮病型):清热凉血,泻火活血。消风汤化裁:玄参、赤芍、牡丹皮、天花粉各10g,知母、板蓝根、净蝉衣、生石膏、白蒺藜各15g,生大黄、生甘草各2g,煎服。

(5)热毒证(脓疱型):清热解毒,祛风止痒。龙胆泻肝汤合消毒饮化裁:龙胆草、山栀、金银花各12g,牡丹皮、土茯苓、大青叶、生槐花各9g,蒲公英、生地、甘草各6g,煎服。

(6)阴虚证(关节型):调补肝肾,滋阴养血。杞菊地黄丸合二至丸化裁:生熟地各15g,麦冬、黄芪、鸡血藤各12g,乌梢蛇、蝉衣、当归、苦参、白鲜皮各9g,红花2g,炙甘草1g,煎服。

(7)冲任证(内分泌型):调补冲任,和血壮阳。二仙汤合四物汤化裁:仙茅、淫羊藿、菟丝子、肉苁蓉、当归、熟地各9g,赤白芍各6g,何首乌12g,甘草1g,煎服。

(8)血燥证(缓解期):清热养血,滋阴润燥。三根汤化裁:桔梗、山豆根各4g,甘草3g,连翘、牡丹皮各6g,玄参、麦冬各9g,金银花、白鲜皮、生地各12g,蒲公英、黄芪、当归、茯苓各9g,煎服。

二、外治法

(1)银屑病搽剂(丹参、花粉各30g,土茯苓20g,雄黄0.2g,米醋5000ml,浸泡2个月后滤渣存液)外搽。银屑病酊剂(肉桂、良姜、细辛、丁香各15g,土茯苓、蛇床子、板蓝根各30g,75%酒精1000ml,浸渍7天后滤渣存液)外搽。

(2)牛皮癣熏洗剂(蛇床子、大枫子、白鲜皮、鹤虱草、地肤子、金钱草、萹蓄各15g,苦参、五倍子各20g,明矾、花椒、杏仁各9g,加水2000ml煎水)熏洗。

(3)复方喜树软膏(喜树碱10ml,滑石粉100g,红粉20g,雪花膏500g,调制)外搽。

(4)另外针刺、耳针、光针、割治、拔罐等也可配合应用。

三、医案选

王某,女,46岁。2000年5月初诊。在某医院诊断为银屑病,21年之久,反复发作,夏重冬缓。

辨证:风热证(进行期夏季型)。主治:清热凉血,祛风止痒。方药:消风散化裁,外用银屑病搽剂,一月后皮疹渐消,干屑仍痒,转为血燥证(缓解期),以清热养血、滋阴润燥为则,给三根汤,加川连、莪术、海藻继服,外用复方喜树软膏,配合光针,两月后皮损全消,两年多未见复发。

第二节　副银屑病

本病类似中医的松皮癣或风癣。俗名类牛皮癣。

【病因病理】 禀赋素弱,风燥外袭,相搏化热,伤及营血。经脉受阻,血虚风盛,时邪相加,反复缠绵。

【症状特点】 多发于中年人,男多于女。好发于躯干两侧及四肢屈侧等。红色鳞屑性斑疹、丘疹、斑块,严重者可坏死结成瘢痕。不痒不痛。病理检查有意义。临床上常分为四型:点滴型、斑块型、苔藓样型、痘疮样型(急性痘疮样苔藓状糠疹)。

【辨证施治】

一、内治法

(1)风感热燥证(点滴型):疏风清热,养血润燥。疏风清热饮合滋燥养荣汤化裁:金银花15g,黄芩10g,荆芥、防风、蝉衣、苦参各6g,当归、生地、熟地、赤芍、秦艽各9g,煎服。

(2)血瘀风盛证(斑块型):活血化瘀,疏风止痒。活血疏风汤化裁:威灵仙、荆芥、当归、赤芍各10g,丹参15g,红花3g,甘草6g,煎服。

(3)气阴两虚证(苔藓样型):益气养阴,佐以清热。益气养阴方化裁:太子参25g,黄芪15g,五味子9g,麦冬12g,玉竹12g,玄参12g,蒲公英30g,白花蛇舌草15g,炙甘草3g,煎服。

(4)热毒血瘀证(痘疮样型):清热解毒,活血化瘀。解毒活血汤化裁:金银花20g,生地12g,牡丹皮10g,赤芍10g,当归10g,桃仁10g,红花10g,甘草6g,煎服。

二、外治法

外用黑豆馏油凝胶、5%青黛软膏、大枫子油。

第三节　玫瑰糠疹

玫瑰糠疹,中医学称为血疳疮。

【病因病理】 外感风热之邪,闭塞腠理,风热毒邪久留,伤阴耗液,血热化燥,外溢皮肤而成。

【症状特点】 好发于中青年人,以春秋两季最为多发。好发于躯干、颈周、四肢、膝肘以上部位。先为鲜红色斑疹,圆形或椭圆形,指甲至鸽蛋大小,境界清楚,表覆糠秕样鳞屑,中心逐渐变为淡黄色而呈环状,称先驱斑,又称"母斑";约经1~2周后,陆续出现许多小型斑疹,孤立不融,色呈玫瑰,表有皱纹,称继发斑,又称"子斑"。皮疹的重要特点是:皮疹的长轴均与肋骨或皮纹相平行,微痒。诊断有困难时可作病检。一般4~6周后常可自退。

【辨证施治】

一、内治法

(1)血热风盛证(早期):清热凉血,祛风止痒。凉血消风散化裁:生地30g,当归10g,赤芍10g,紫草15g,桃仁10g,荆芥10g,蝉衣6g,白蒺藜10g,知母10g,生石膏30g,生甘草3g,煎服。

(2)热毒伤血证(晚期):清热凉血,解毒止痒。凉血解毒汤化裁:金银花30g,连翘12g,大青叶10g,板蓝根30g,山豆根6g,紫草9g,苦参6g,生甘草3g,煎服。

二、外治法

外用三黄洗剂、5%硫黄霜、紫草油及针灸疗法。

第四节　扁平苔藓

扁平苔藓,中医学称为紫癜风、乌癫风,单纯发于口内者称为口蕈。

【病因病理】风热外袭,搏于肌肤,情志忧郁,肝郁气滞,病久血虚生燥,肤失所养,或肝肾不足,湿热下注所致。

【症状特点】春秋季节多见,中老年多发。皮损可发生于全身各处,但常局限于腕部屈侧,下肢伸侧,多呈对称;而在四肢多沿经脉分布,常呈条状,多为单侧;偶为口内、甲板及阴部。初为扁平丘疹,呈多角形,有蜡样光泽,鳞屑紧附,不易撕剥,久之融合,视如苔藓,触如竹席,颜色多样,如淡红鲜红、黯紫深紫。丘疹表面涂芝麻油后,用放大镜视之,可见灰白色小点,为此特点,或见网状条纹,称为Wickham纹。皮疹四周可见星状小丘疹,即同形反应(＋)。这两种特点,在口腔、龟头、女阴、肛门、甲周亦可见灰白色丘疹及网状条纹,多有瘙痒。病理检查极有意义。

【辨证施治】

一、内治法

(1)血热风盛证(初期丘疹型):清热祛风,软坚止痒。消风散化裁:荆芥、防风、大力子、僵蚕、当归、莪术、紫草、山甲、银花各9g,半边莲30g,薄荷、蝉衣、黄芪各5g,煎服。

(2)血虚风燥证(晚期斑片型):养血润燥,祛风止痒。地黄饮子化裁:全当归、生白芍、炒山栀、白蒺藜、蓬莪术、炮山甲各9g,大生地18g,首乌藤12g,珍珠母30g,炙甘草2g,煎服。

（3）肝郁气滞证（口内甲板型）：养阴益肝，清热和营。清喉益气汤化裁：大生地15g、玄参、天冬、麦冬、当归、桔梗各9g，黄芩、丹皮、赤芍、青皮、陈皮各6g，薄荷5g，防风3g，甘草3g，煎服。

（4）肝肾不调证（阴部肛周型）：滋补肝肾，养阴利湿。丹栀逍遥散化裁：生地、茯苓各15g，珍珠母30g，丹皮、山栀、当归、赤芍、白芍、白术、黄柏各9g，半边莲、炮山甲6g，煎服。

二、外治法

外用5%黄柏霜、一扫光、丹皮酚软膏、除湿止痒软膏、黑豆馏油凝胶。

第五节　剥脱性皮炎

本病又称红皮病，中医认为系风热发斑。

【病因病理】禀性不耐，素体血热，或因内服外用不当药物而致药毒，窜入营血，或热毒伤阴，气阴两虚而致病。

【症状特点】任何年龄均可发病，但以中老年男性居多。好发于躯干、面颈、四肢，多呈对称分布。皮损常骤然出现，基底潮红肿胀，表面干性落屑。以红肿为主者，称"红皮病"；以鳞屑剥脱为主者，称"剥脱性皮炎"。手足部皮损多呈手套状或袜子状脱屑，头发枯槁脱落，指（趾）甲灰黯脱离，眼红唇干。皮肤有绷紧感、肿胀感，且瘙痒难止。可引起内脏损伤及代谢紊乱，可出现臖核肿大、肝脾肿大、肾脏损害、电解质紊乱、脂肪痢、低蛋白血症等。同时有原发皮肤病的表现，如脓疱性银屑病的无菌性脓疱、天疱疮的水疱和大疱、恶性肿瘤的浸润性淋巴结肿大等。实验室检查：血常规呈贫血，血沉加快。骨髓检查偶见白血病样改变。病理检查为非特异性表现。

【辨证施治】

一、内治法

（1）燔灼营血证（初期红皮型）：清热凉血，利湿解毒。清热凉血汤化裁：鲜生地30g，赤芍9g，牡丹皮9g，紫草12g，金银花12g，黄芩9g，板蓝根30g，蒲公英30g，土茯苓30g，生甘草3g，煎服。

（2）气阴两亏证（晚期剥脱型）：益气养阴，健脾化湿。参苓白术散合增液汤化裁：黄芪、党参、白术、玄参、天冬、麦冬各9g，茯苓12g，怀山药15g，生地18g，天花粉12g，生甘草3g，煎服。

二、外治法

青黛油剂、三黄膏、紫草油。

第六节 单纯糠疹

本病又名白色糠疹,中医称为桃花癣,俗名虫斑。

【病因病理】春月风热,拂于肌肤,或饮食不洁,虫积内生,脾失健运,风热火毒,气滞肌肤而发。

【症状特点】主要发生在3～16岁的儿童及青少年,女性略多,春月冬初更为多见。好发于颜面,偶见于上臂、颈项或胸背处。初为淡红斑片,边缘不清,渐成淡白色斑块,表面干燥,表覆灰白色秕糠细屑,边界明显,呈圆形或椭圆形,大小不一,数月不定,偶感微痒。

【辨证施治】

一、内治法

(1)风热证(初发糠屑型):疏风清热。单糠汤Ⅰ号化裁:荆芥、牛蒡子、菊花、浮萍各10g,金银花15g,连翘、当归、牡丹皮各10g,生地15g,生甘草1g,煎服。

(2)脾虚证(慢性白斑型):健脾驱虫。单糠汤Ⅱ号化裁:茯苓10g,生薏苡仁9g,山药12g,白扁豆9g,炒麦芽9g,使君子3g,槟榔2g,煎服。

二、外治法

外用生肌玉红膏、润肌皮肤膏、5%硫黄乳膏。

第七节 连圈状糠秕疹

本病中医称为风癣,俗名环环癣。

【病因病理】风热外袭,闭塞腠理,内因热伤阴血,血虚风燥,外犯肌肤而生。

【症状特点】男女无差别,好发于中年人。常发于腰部和腹部,胸部及臂部次之,也可见于上臂、肩胛和颈项。淡褐色或黯褐色的斑片,边缘清楚,圆形或椭圆形,散在分布,皮疹越小颜色越深,皮疹越大颜色越淡,偶可融合成环状或多环状,表面干燥,覆盖菲薄细屑,偶有微痒。

【辨证施治】

一、内治法

(1)血热风盛证(早期糠屑型):清热凉血,疏风止痒。连疹方Ⅰ号化裁:生地15g,牡丹皮12g,黄芩、栀子、花粉、石膏、牛蒡子、蝉蜕、苦参、防风、甘草各9g,

煎服。

（2）阴虚肤燥证（中期干屑型）：养阴清热，消风润肤。连疹方Ⅱ号化裁：生地 30g，玄参 12g，麦冬 10g，花粉 9g，知母 10g，白蒺藜、防风、地肤子各 6g，炙甘草 3g，煎服。

（3）气虚血瘀证（晚期无屑型）：益气活血，疏风化瘀。连疹方Ⅲ号化裁：黄芪 30g，元参 15g，丹参 15g，当归、党参、赤芍、桃仁、防风、荆芥各 9g，甘草 6g，煎服。

二、外治法

外用 10% 硫黄软膏、紫草油。

第八节　硬化性萎缩性苔藓

本病属中医皮痹的范畴，俗名瓷斑。

【病因病理】 禀性不耐，腠理不密，毒邪侵袭，阻于肌肤，气血凝滞，肝肾虚弱，经脉难畅，硬斑萎斑蕴发肌肤而成。

【症状特点】 可发生于男女任何年龄，女性较多。可发于躯干任何部位，如外阴部、肛门、颈背、锁骨上窝、胸肩、脐周、肘部、胫前及乳房。初为群集性瓷白色或象牙色丘疹和斑块，皮肤硬化萎缩，黑头粉刺样角栓，周有红晕，绿豆大小，边清光泽，中央凹陷。后期出现羊皮纸样萎缩，白色硬斑，毛囊口有棕黄色角质栓。女性者肛周及女阴白色萎缩斑呈"8"字形、"葫芦"形或"哑铃"形，偶可癌变。男性者可为闭塞性干燥性龟头炎，亦可癌变。侵犯口内可引起点状溃疡。实验室检查：自体抗体多为（＋）。病检有参考价值。

【辨证施治】

一、内治法

（1）肝郁气滞证（早期硬化型）：疏肝清热，凉血活血。疏肝活血汤化裁：柴胡 15g，陈皮 6g，赤芍 12g，连翘 12g，紫草 12g，牡丹皮 12g，生地黄 12g，生石膏 15g，川芎 9g，香附 10g，板蓝根 20g，蒲公英 20g，生甘草 3g，煎服。

（2）肝肾不足证（晚期萎缩型）：补益肝肾，滋阴降火。知柏地黄汤化裁：知母 12g，黄柏 12g，茯苓 12g，山药 12g，生地黄 15g，牡丹皮 10g，泽泻 10g，栀子 10g，枸杞子 10g，玄参 10g，石斛 6g，甘草 6g，煎服。

二、外治法

硬化时外用红灵酒。萎缩时外用曲安尿素乳膏、尿囊素维他乳膏、肝素钠乳膏与中药甘草油、蛋黄油交替外用。

第十四章 疱疹性皮肤病

第一节 天 疱 疮

本病中医学亦称为天疱疮,或叫浸淫疮。

【病因病理】外感风热暑热,禀赋不固,腠理不密,湿热毒邪侵肌不散,内因心火脾湿久蕴,致火邪入肺,熏蒸难泄,外越肌肤,若蕴久化燥,灼津耗气,气阴双亏而致病。

【症状特点】多发于青壮年,侵犯皮肤与黏膜,皮损分为四型:①寻常型天疱疮:突然发生,水疱松弛,破溃糜烂,浆液渗出,干燥结痂,痂顶干厚,痂边新疱,呈梅花状;水疱加压可以扩大,或从水疱一侧推压而延伸,或在水疱间加压后表皮剥离,称为"尼氏征阳性";本型多发于头面部、躯干部及口腔内,中年以后多发,病程缓慢,缠绵难愈。②增生型天疱疮:好发于颜面、腋下、乳下、外阴、口内,水疱频频,"尼氏征阴性"。溃破糜烂,乳头状隆起,色呈黯褐,高低不平。③落叶型天疱疮:水疱易破,结成密痂,痂下糜烂,痂上增厚,犹如油酥烧饼样,干痂层层脱落,犹似树叶落地,故得名"落叶型"。④红斑型天疱疮:多发于面颈部、胸背上中部。颜面部初为蝶状红斑,上覆鳞屑,脂痂层层,极似红斑狼疮或脂溢性皮炎;而胸背部常为红斑、水疱、结痂,"尼氏征阳性"。

实验室检查:直接免疫荧光显示 IgG、IgA、IgM 或 C_3 的沉积;间接免疫荧光多有天疱疮抗体。电镜及免疫电镜检查有桥粒破坏,IgG 沉积。组织病理学检查非常重要,可明确诊断及分型。

【辨证施治】

一、内治法

(1)心脾炽热证(发作期):清热祛湿,凉血解毒。清脾除湿饮化裁:黄连3g,黄芩9g,生山栀9g,连翘9g,生大黄6g,吴茱萸0.5g,白术9g,夏枯草15g,茯苓9g,炒谷芽9g,鸡内金6g,煎服。

(2)胃阴不足证(稳定期):清热解毒,养阴增液。益胃汤化裁:生地15g,元参9g,麦冬9g,玉竹15g,黄连3g,牡丹皮9g,六月雪15g,绿豆衣9g,佛手3g,生甘草3g,煎服。

(3)气阴两伤证(慢性期):益气养阴,清解余毒。解毒养阴汤化裁:南北沙

参 10g,耳环石斛 6g,黑元参 30g,佛手参 30g,二冬各 18g,玉竹 15g,黄芪 15g,丹
参 15g,金银花 15g,蒲公英 15g,西洋参 3g(另煎兑服),煎服。

二、外治法

三黄洗剂外用。止痒扑粉(绿豆衣 50g,氧化锌 5g,樟脑 1g,滑石粉加至
100g,和匀)外扑。天疱疮油膏(青黛粉 10g,黄柏粉 15g,滑石粉 10g,芝麻油
50ml,调匀)外用糜烂者。天疱疮湿敷液(金银花 30g,地榆 30g,野菊花 15g,秦
皮 15g,加水 1000ml,煎汁待凉),湿敷糜烂渗液处。

第二节　大疱性类天疱疮

本病中医学称为火赤疮。

【病因病理】 外感酷暑,内动心火,致使心脾肺经受邪,若津液无度,则阴虚
湿胜,蕴发肌肤而成。

【症状特点】 多见于 60 岁以上的老年,偶见于年幼儿童。好发于颈周、前
臂内侧、腋下、股内、腹股沟,女性患者可发于乳下。水疱散在,壁厚难破,黄豆大
小,偶似核桃,抓破糜烂,周边红晕,尼氏征(-)。瘙痒,或阵发性剧痒。继发感
染者亦可导致死亡。实验室检查,直接免疫荧光 IgG 和 C_3 沉积在基底膜上;间
接免疫荧光,有抗体及 IgG 沉积。电镜发现水疱发生在透明板内。病检有重要
价值。

【辨证施治】

一、内治法

(1)心火炽盛证(急性水疱型):清利心火,解毒凉血。解毒利湿汤化裁:黄
连 10g,草河车 12g,金银花 30g,大青叶 10g,花粉 10g,元参 10g,鲜茅根 30g,白鲜
皮 30g,茯苓 30g,木通 6g,生甘草 3g,煎服。

(2)脾虚湿盛证(慢性缠绵型):健脾除湿,滋阴解毒。滋阴除湿汤化裁:当
归、熟地、川芎、白芍、陈皮各 9g,柴胡 6g,知母 9g,贝母 15g,黄芩、泽泻、地骨皮
各 9g,生姜 3 片,生薏苡仁 12g,枳壳 6g,生甘草 3g,煎服。

二、外治法

1% 黄连溶液湿敷,三黄洗剂外用。

第三节　疱疹样皮炎

本病属中医天疱疮的范畴。

【病因病理】脾失健运,脾虚湿盛,外感风湿,蕴久化热而成。

【症状特点】多见于中老年男女。好发于肩胛、骶骨部及四肢伸侧面,其他部位亦可累及,但黏膜很少被侵犯。皮疹呈多形性,如红斑、丘疹、风团、水疱、大疱或脓疱,但以水疱为主。对称分布,散在或群集,多作环状或半环状排列,极似花圈状,疱膜紧张,不易破裂,愈后遗留色素沉着。剧烈瘙痒,烧灼刺痛,慢性病程。实验室检查:直接免疫荧光,查见颗粒状 IgG 及补体 C_3 沉积,这是本病的特征。病检有意义。

【辨证施治】

一、内治法

(1)脾虚湿盛证(急性水疱型):健脾除湿,疏风止痒。健脾除湿汤化裁:怀山药30g,生扁豆15g,生芡实15g,生薏苡米15g,茯苓10g,泽泻10g,车前草15g,萆薢10g,白鲜皮15g,黄柏10g,牡丹皮10g,苦参6g,地肤子6g,煎服。

(2)气血两亏证(慢性肥厚型):养血润燥,养阴清热。养血润肤饮化裁:生地10g,熟地10g,当归9g,黄芪6g,天冬6g,麦冬6g,桃仁6g,红花6g,花粉9g,黄芩6g,升麻3g,丹参9g,生甘草2g,煎服。

二、外治法

水疱时外用三黄洗剂,肥厚时外用除湿止痒油、丹皮酚软膏、黑豆馏油凝胶。

第四节　掌跖脓疱病

本病属中医浸淫疮范畴,俗名烂手烂脚。

【病因病理】暑热火毒,外客肌肤,肌中蕴热,淫于肌表,两热相搏,化火生毒,或脾经湿热,蕴结生毒,走窜四肢,脓疱溢发。

【症状特点】多发于 30～50 岁,女性尤多。掌部好发于拇指、小指的掌侧面,大小鱼际处,跖部以足弓多见,并呈对称分布。初为小脓疱,可融合成蜂窝状,间杂小出血点,附着鳞屑,周围游离,中心固着,但甲壳(指趾甲板)常不受侵累。多有瘙痒及疼痛感觉。周期性发作,病程缓慢。实验室检查:脓液做细菌与真菌检查均为(-)。免疫病理可呈现 IgG、IgM、IgA 和 C_3 沉积。病检有参考价值。

【辨证施治】

一、内治法

(1)湿毒凝聚证(早期脓疱型):清热解毒,除湿化瘀。五味消毒饮化裁:紫花地丁9g,金银花9g,野菊花9g,蒲公英9g,茯苓10g,车前子10g(包),泽泻10g,滑石10g,黄柏10g,甘草6g,煎服。

(2)湿毒蕴结证(晚期鳞屑型):清热解毒,健脾除湿。除湿胃苓汤化裁:苍术9g,厚朴6g,陈皮9g,猪苓9g,泽泻6g,白术9g,滑石9g,木通9g,黄柏9g,白鲜皮9g,苦参6g,马齿苋12g,煎服。

二、外治法

掌跖浸泡剂(苦参30g,乌梅15g,雄黄10g,黄柏10g,蒲公英30g,白鲜皮30g,加水1500ml,煎汁)温液浸泡手足部。外用三黄软膏、除湿止痒软膏。

三、医案选

丁某,女,43岁。1963年11月初诊。双手掌及跖部有蜂窝状皮下小脓疱12年,曾误诊为手掌湿疹、手癣等。后经我科病理检查及脓液培养等,确诊为掌跖脓疱疮。

辨证:湿毒蕴结证(晚期鳞屑型)。治则:清热解毒,健脾除湿。方药:除湿胃苓汤加减。掌跖浸泡剂浸泡患处。29日后渐消退,外用三黄软膏,守上方继服,3个月后而愈。

第五节 大疱性表皮松解症

本病属中医天疱疮的范畴。

【病因病理】 先天禀赋不足,脾肺虚弱,湿浊胎毒蕴阻肌肤而致病。

【症状特点】 出生后不久即发病,男孩为多,多有家庭遗传史。好发于易受压力和摩擦的部位,如关节和手足,特别是掌跖等处,发病前常有外伤史。皮损常分为三型:单纯型,为显性遗传,外伤及摩擦后,关节伸侧面有张力性针头至绿豆大的水疱;显性发育不良型,大疱松弛,尼氏征(+),水疱破裂,留有瘢痕,兼有多汗、厚甲、鱼鳞病样皮疹等;隐性发育不良型,水疱、血疱交杂,尼氏征(+),面有瘢痕,口内水疱,兼有脱毛、齿毁、爪手、并指、侏儒等。无痒无痛,经常复发,严重时可癌变。实验室检查:直接免疫荧光,基底膜带 IgG、C_3、C_4 呈线状沉积;间接免疫荧光,有抗基底膜带抗体。病检为表皮下水疱,有参考意义。

【辨证施治】

一、内治法

脾肺虚弱证。健脾益肺,除湿解毒。健脾除湿汤化裁:生薏苡仁30g,生扁豆30g,山药15g,芡实15g,枳壳9g,萆薢9g,黄柏9g,白术9g,茯苓15g,大豆黄卷 9g,金银花 12g,沙参 9g,百合 15g,生甘草 3g,煎服。

二、外治法

水疱者外用三黄洗剂,破溃者外用紫草油。

第六节　家族性良性慢性天疱疮

本病属中医天疱疮的范畴。

【病因病理】 先天禀赋不足,后天脾气虚弱,外感暑热,内湿久蕴,湿热相搏而成疾。

【症状特点】 有明显季节性,多为夏日发病,冬日缓解;年龄上也有差别,多为青春期发病,老年期缓解,并有明显的家族遗传史。好发于颈周、腋下、股部等易受摩擦部位。成群水疱,疱膜松弛,基底稍红,水疱易破,结成厚痂,中央愈合,边缘延展,多呈片状,尼氏征(+)。瘙痒或疼痛。没有全身症状,黏膜很少受累。实验室检查:皮损免疫荧光检测(-)。病检有意义。

【辨证施治】

一、内治法

(1)湿热毒盛证(水疱破溃型):清热利湿,解毒止痒。黄连解毒汤合茵陈五苓散化裁:黄连 10g,黄柏 12g,黄芩 12g,栀子 12g,土茯苓 30g,猪苓 15g,泽泻 12g,茵陈 15g,生甘草 3g,煎服。

(2)脾虚湿蕴证(水疱复发型):健脾益气,清热利湿。除湿胃苓汤化裁:苍术 6g,厚朴 6g,陈皮 10g,滑石块 12g,炒白术 10g,猪苓 12g,炒黄柏 12g,肉桂 3g,黄芪 15g,孩儿参 9g,金银花 12g,蒲公英 6g,炙甘草 3g,煎服。

二、外治法

水疱时外用三黄洗剂,糜烂时外用三黄膏。

第七节　疱疹样脓疱病

本病属中医天疱疮的范畴,中医学又名登豆疮。

【病因病理】 先天禀赋不耐,胎火失控,湿浊热毒熏蒸肌肤,引起环疱涸痂而成疾。

【症状特点】 主要发生于妊娠妇女,有时儿童及老年亦可发病。多发于腹股沟及其他皱褶处,常对称分布。针样脓疱,周有红晕,成群分布,时有融合,时有四扩,常呈环状或花边状。一批干涸结痂,而在原皮疹四周,又起一批新的脓疱,如此反复,周而不止。甚至侵犯口内,糜烂不适。兼有瘙痒,或高热抽搐,呕吐腹泻,可引起流产或死胎。本病亦可因恶病质等而死亡。血铅检测常偏低下。病检有价值。

【辨证施治】

一、内治法

湿浊热毒证。清热利湿,清营解毒。疱脓汤化裁:双花炭 15g,蒲公英 15g,花粉 15g,生栀仁 10g,黄连 10g,白茅根 30g,生地 15g,牡丹皮 15g,生石膏 30g,赤芍 15g,元参 15g,甘草 15g,煎服。

二、外治法

脓疱者,外用紫花地丁软膏。结痂者,外用紫草油。

第八节 线状 IgA 大疱性皮病

本病属中医天疱疮的范畴。俗名皮黏疮。

【病因病理】 先天禀性不耐,心火旺盛,湿热内阻,双邪交蒸,以使火毒夹湿,内不能泄,外不蒸发,流溢肌肤而发病。

【症状特点】 临床上分为两型:成人型,成人发病,男女均等,皮疹类似疱疹样皮炎及大疱性类天疱疮,尼氏征(-),黏膜偶可侵犯。儿童型,常在 10 岁发病,好发于口腔周围、躯干、腹股沟、股部、外生殖器等处。水疱呈环形排列,不侵累黏膜。瘙痒不一,周期性发作,可在 2~3 年内自行缓解。免疫荧光均可测出 IgA 沉积。组织病理学检查亦有价值。

【辨证施治】

一、内治法

(1)心火脾湿证(急性水疱型):清热利湿,益脾解毒。清脾除湿饮化裁:土茯苓 20g,生地黄 20g,金银花 10g,连翘 10g,茵陈 10g,黄芩 10g,山栀子 10g,泽泻 10g,枳壳 10g,白术 6g,苍术 6g,淡竹叶 6g,生甘草 3g,煎服。

(2)阴伤津液证(慢性复发型):养阴生津,健脾润燥。滋燥营养汤化裁:生地黄 10g,熟地黄 10g,白芍 10g,玉竹 10g,金银花 10g,当归 6g,玄参 6g,麦冬 6g,生甘草 3g,煎服。

二、外治法

青黛散麻油调搽。

第十五章　内分泌、代谢、营养障碍性皮肤病

第一节　黄　瘤　病

本病属中医瘿瘤的范畴,俗名橘皮痣。

【病因病理】过食肥甘,痰湿蕴阻,或肝胆湿热,或血热湿蕴郁于肌肤所致。

【症状特点】黄瘤指皮肤或肌腱的黄色或橙色的丘疹、斑块或结节。临床上分为原发性(家族性与非家族性)系血脂代谢障碍,继发性往往血脂正常。症状上分为5型:结节性黄瘤、腱黄瘤、发疹性黄瘤、扁平黄瘤、睑黄瘤。实验室检查:胆固醇和甘油三酯升高,脂蛋白水平亦增高。病检有价值。

【辨证施治】

一、内治法

(1)湿热蕴肤证(早期黄斑型):清热利湿,扶脾益胃。茵陈虎杖汤化裁:茵陈15g,茯苓10g,蒲公英10g,虎杖20g,麦芽30g,生薏苡仁20g,赤小豆30g,山楂6g,升麻6g,陈皮6g,炒枳壳6g,制大黄3g,煎服。

(2)肝血不足证(晚期黄斑型):养血柔肝,活血通络。四物五藤汤化裁:熟地黄10g,天冬10g,白芍10g,山药15g,忍冬藤10g,活血藤10g,鸡血藤10g,络石藤10g,海风藤10g,川牛膝6g,当归6g,川芎6g,穿山甲3g,煎服。

二、外治法

五妙水仙膏或鸦胆子油点涂。

第二节　皮肤淀粉样变

本病属中医松皮癣的范畴,俗名蟾皮病。

【病因病理】多因湿热风邪蕴积肌肤,留郁不去,营血不和,脾肾亏损,以致湿热不化,血燥生风而致。

【症状特点】多见于成人,男性略多。好发于小腿伸侧面,偶发于大腿、前臂、背部等处,严重时可侵犯脏腑。皮损为圆形或卵圆形粟粒,大至绿豆大丘疹,顶平粗糙,表如砂纸,干燥坚实,密集成片,但不融合,呈棕褐色,状如蟾皮,故俗称蟾皮病。自觉瘙痒,病程缓慢,极难消退。皮损上分为苔藓形、斑块形、结节形、异色形等。实验室检查:血液学检查有贫血,球蛋白异常,血沉加快。电镜发现淀粉样蛋白细丝是诊断的金标准。Nomland 试验,即 1.5% 刚果红注入皮损 24~48 小时后有红色(淀粉样蛋白)为(+),镜检阳性率达 80%。病检及免疫病理(IgG、IgM 补体沉积)有价值。

【辨证施治】

一、内治法

(1)风盛湿热证(早期小腿型):疏风清热。祛淀汤Ⅰ号化裁:防风 12g,皂刺 6g,黄柏 10g,徐长卿 9g,当归、丹参、鸡血藤各 10g,煎服。

(2)湿热蕴积证(瘙痒湿疹型):清热祛湿。祛淀汤Ⅱ号化裁:生地 10g,赤芍 6g,地骨皮 9g,茵陈 6g,苍术 6g,蒲公英 9g,连翘 9g,生山栀 10g,土茯苓 6g,土大黄 2g,车前草 9g,滑石 9g,生甘草 3g,煎服。

(3)血虚风燥证(干燥肥厚型):养血祛风。祛淀汤Ⅲ号化裁:生地 9g,熟地 9g,丹参 10g,当归 9g,益母草 6g,赤芍 6g,白芍 6g,黄精 9g,玉竹 12g,紫草 6g,女贞子 10g,旱莲草 10g,枸杞子 9g,煎服。

(4)脾肾两虚证(慢性白屑型):健脾补肾。祛淀汤Ⅳ号化裁:黄芪 12g,党参 12g,白术 9g,茯苓 9g,怀山药 6g,生山楂 15g,丹参 9g,当归 9g,淫羊藿 6g,锁阳 6g,菟丝子 10g,炙狗脊 9g,五味子 3g,生甘草 3g,煎服。

二、外治法

外用除湿止痒油、一扫光、除湿止痒软膏、黑豆馏油凝胶。或感应电热烤疗法、喷灸疗法、针拔疗法等。

三、医案选

曹某,男,52 岁。1962 年 10 月初诊。双下肢伸侧起坚硬绿豆大丘疹,成片密集,瘙痒不已,三十多年久治无效。病理切片证实为皮肤淀粉样变。

辨证:血虚风燥证(干燥肥厚型)。治则:养血活血,祛风止痒。方选祛淀汤Ⅲ号煎服,外用除湿止痒油,三周后好转。二诊时宗前方,治拟加强活血祛风,故加红花、桃仁、荆芥、防风继用,三个月后渐愈。

第三节　硬　肿　病

本病属中医痹证的范畴。俗称硬斑病。

【病因病理】禀性不耐,体质虚弱,湿郁难运,痞涩经络,成痰不化而起病。

【症状特点】可发生儿童或成人,女性多于男性,偶见有家族发病者,多数发生于热病之后。好发于后颈、躯干及四肢。先从背部、颈侧或颜面开始,多为对称,后向肩臂、躯干上部发展,而下肢及腹部很少受累。皮肤发硬,非凹状肿胀,难以推动,皮色正常。部分病者抗"O"滴度升高。

【辨证施治】

一、内治法

虚寒络阻证。扶正散寒,利湿通络。消硬肿汤化裁:羌活、川芎各 6g,续断、茯苓、干地黄、泽泻、丹参各 12g,当归、赤芍、白芍、汉防己各 9g,生薏苡仁 30g,煎服。

二、外治法

外用红灵酒。亦可行电按摩疗法、光针疗法、旋磁疗法。

第四节　月　经　疹

本病属中医妇人经病的范畴,俗名经疹。

【病因病理】嗜食辛辣,情志不稳,肝郁化火,疏泄失司,迫血乱窜,蕴蒸肌肤,诱发皮疹。

【症状特点】多见于中成年妇女,尤以月经不调或痛经者居多。月经来潮前 1~3 天发疹。惯发于面颊、躯干和四肢,多对称分布。表现为红斑、风团、水疱,或口内、阴户处有微小溃疡,偶见紫色瘀点与瘀斑。瘙痒明显,常随月经结束而消退或减轻。

【辨证施治】

一、内治法

肝郁经乱证。疏肝解郁,调经止痒。疏肝调经汤化裁:牡丹皮、地骨皮各 9g,当归、熟地、生地各 12g,青蒿、旱莲草、黄柏各 9g,徐长卿、苦参片各 12g,煎服。

二、外治法

甘薄酒(甘草、薄荷各 5g,白酒 100ml 浸泡)外用,10% 黄柏霜外用。

第五节　夏令水疱病

本病属中医的暑湿范畴,俗称暑痘。

【病因病理】 暑为六淫之一,暑性炎热,若夏月阳热过盛,降温不及,禀性畏热,则暑湿热邪内伏,脾胃不和,邪毒溢表而生。

【症状特点】 春夏两季明显多见,好发于男孩,惯发于暴露部位,特别是面颈、鼻梁、耳壳及手背,多呈对称性。初为红斑,迅速发展成水疱,中央凹陷,四周红晕,类似牛痘,干后结痂,重者可留瘢痕,微痒,至青春期可停止发展。

【辨证施治】

一、内治法

暑热蕴发证。清暑解表,清热止痒。消暑清热汤化裁:青蒿 6g,鲜藿香 9g,佩兰 9g,地骨皮 15g,大青叶 12g,蒲公英 15g,黄柏 9g,苦参片 15g,生薏苡仁 12g,生甘草 3g,煎服。

二、外治法

清凉洗剂(寒水石粉 16g,炉甘石粉 8g,薄荷 2g,青黛粉 2g,冰片 0.4g,加水 100ml,摇匀)外用。

第六节　肠病性肢端皮炎

本病俗称烂口烂皮疮。

【病因病理】 胎腹受亏,生后脾肾不和,湿热蕴藏肌肤及口周,溢出肢端,疱破糜烂而成。

【症状特点】 婴儿期发病,表现为皮炎、腹泻、脱发。皮疹多在口周及肢端,表现为红斑、水疱、糜烂。实验室检查:血清锌水平低下(正常值为 9.18 ~ 19.89μmol/L)。

【辨证施治】

一、内治法

气亏脾虚证。养血益肤,健脾止泻。参苓白术散化裁:太子参 10g,白术 10g,茯苓 10g,扁豆 10g,怀山药 15g,薏苡仁 10g,桔梗 10g,砂仁 4g,藿香 10g,莲子肉 10g,白鲜皮 10g,甘草 5g,煎服。

二、外治法

15%氧化锌软膏、紫草油外用。

第十六章　色素障碍性皮肤病

第一节　黄　褐　斑

本病中医称面尘、肝斑、面皯、褐斑、褐黄斑,俗称妊娠斑。

【病因病理】脾气不足,气血不能润泽于肤,或肝气郁结,气滞血瘀于颜面,或肾阳不足,阴气弥漫,血不荣肤,故致褐色斑片,久存难消。

【症状特点】多发于妊娠期妇女或口服避孕药的人、中年男子,或肝病、结核病等慢性疾患者,亦有过度劳累、过度日晒、过度使用化妆品等也多发本病。以颜面为主,尤以颧骨、前额、眼周部最为明显。呈淡褐色或棕色斑片,边缘明显,可散生,亦可融合。不痒不痛。偶可做病检。Wood 氏灯检查可作为参考。

【辨证施治】

一、内治法

(1)脾虚血滞证(早期黄褐型):健脾理气,活血化瘀。人参健脾丸化裁:炙黄芪15g,党参9g,白术9g,茯苓9g,当归9g,赤芍9g,红花3g,牛膝9g,鸡血藤15g,甘草3g,煎服。

(2)肝郁血滞证(早期深褐型):疏肝理气,活血化瘀。逍遥散化裁:全当归9g,白芍9g,柴胡3g,炒白术9g,白茯苓9g,莪术9g,川郁金6g,延胡索9g,青陈皮各3g,丹皮9g,煎服。

(3)阴虚血滞证(晚期褐黑型):益补脾肾,活血化瘀。金匮肾气丸化裁:附子9g,桂枝6g,熟地12g,山药12g,山茱萸9g,丹皮9g,胡芦巴12g,泽泻15g,莪术9g,炙甘草3g,煎服。

二、外治法

祛斑粉(雄黄、硫黄、密陀僧、朱砂各6g,雌黄、白附子各15g,白及9g,麝香、冰片各0.9g,共研细粉)外扑。甘草油(甘草5g,芝麻油100ml,煎枯去渣)外擦。五白蜜(白芷、白附子、白及各6g,白蔹、白丁香各4.5g,共研细粉,蜂蜜调匀)外擦。柿叶膏(柿叶10g,研成极细末,凡士林100g,调匀)外擦。

第二节 黑 变 病

本病中医学称为黧黑黚、黧黑斑、面黑皯。

【病因病理】水亏不能制火,血弱不能华肉;饱食久坐,积聚不消,脾虚难以生化精微,疑事不决,忧思抑郁,以致烁结成黑斑。

【症状特点】妇女多见。好发于颜面,尤以前额、颞颧部最为明显。初起色斑如垢,日久黑似煤炭,或如公路沥青,色枯不泽,大小不一,小者如粟粒赤豆,大者似莲子芡实,或平或斜或圆,常与皮肤相平,表面似有糠屑,呈粉尘状外观,初时瘙痒,后无感觉。

【辨证施治】

一、内治法

(1)阴虚证(颜面褐斑型):滋阴补肾,生津止渴。六味地黄丸化裁:熟地15g,山茱萸12g,山药12g,泽泻10g,丹皮9g,茯苓9g,太子参12g,丹参15g,炙甘草6g,煎服。

(2)脾虚证(面肢褐黑斑型):健脾益气,中和气血。健脾祛斑汤化裁:生白术、扁豆各15g,陈皮10g,黄芪15g,党参10g,当归10g,红花6g,鸡血藤10g,丹参10g,生甘草6g,煎服。

(3)肾虚证(颜面褐黑斑型):养血益肾,中和气血。健肾祛斑汤化裁:当归12g,赤芍9g,白芍9g,熟地12g,丹参12g,鸡血藤15g,红花6g,山药30g,山茱萸10g,菟丝子10g,女贞子9g,红枣10枚,炙甘草3g,煎服。

(4)肝郁证(泛发黑青斑型):疏肝解郁,调和气血。逍遥丸化裁:柴胡10g,当归12g,白芍10g,白术10g,茯苓12g,薄荷6g,丹皮9g,栀子9g,元参9g,丹参9g,甘草6g,煎服。

二、外治法

外用云苓粉,或茉莉花籽粉外擦。10%甘草芝麻油、10%白术米醋外搽。

第三节 白 癜 风

本病中医学称为白癜、白驳、驳白、斑白、斑驳、白驳、白驳风。

【病因病理】七情内伤,肝肾不调,复受风邪,夹湿相搏,以致气血失和,气滞血瘀,血不滋肤,色素脱失而发病。

【症状特点】好发于青壮年及老人,偶见儿童。好发于颜面、颈项、手背、前臂等处。白色斑片,大小不一,形态不同,分布不定,界限清楚,边有色素沉着带,可单发或多发,偶尔对称,毛发亦可变白。临床上可分为:①局限型;②散发型;③泛发型;④肢端颜面型;⑤节段型。另有离心性后天性白斑(sutton 白斑),也称晕痣。按发展状况又分为进行期、缓解期、复发期。伍德氏灯检查、皮肤镜检查及病检有一定意义。

【辨证施治】

一、内治法

(1)肝郁气滞证(女性白斑型):疏肝解郁,活血祛风。白癜汤Ⅰ号化裁:全当归9g,杭白菊9g,郁金9g,八月札15~30g,益母草12~18g,白蒺藜12~18g,苍耳子12~15g,茯苓9g,灵磁石30g,煎服。

(2)肝肾不调证(白斑发展型):滋肾补肝,养血祛风。白癜汤Ⅱ号化裁:首乌藤30g,补骨脂15g,黑芝麻6g,女贞子15g,覆盆子15g,当归6g,苏叶6g,远志10g,枸杞子10g,白蒺藜9g,丹参6g,煎服。

(3)气血不和证(白斑慢性型):调和气血,疏散风邪。白癜汤Ⅲ号化裁:首乌藤25g,鸡血藤15g,防风10g,苍术12g,苏梗6g,旱莲草15g,当归10g,桂枝3g,白芍10g,生甘草6g,煎服。

二、外治法

外用喜树碱酊剂、复方驱虫斑鸠菊搽剂、消白酊(乌梅6g,补骨脂3g,毛姜1g,75%酒精100ml,浸泡)、补骨脂酊(补骨脂5g,菟丝子5g,山栀子15g,白酒100ml,浸泡)。另外配用针灸、耳针、梅花针、拔罐疗法等。

三、医案选

赵某,女,23岁。2010年6月初诊。上额部、颈侧、上肢、手背部起白斑伴白毛,3年余。多家医院均诊断为白癜风,经光化疗法、植皮疗法、激素疗法等未能阻止白斑发展,病员痛苦万分。

辨证:肝肾不调证(白斑发展型)。治则:滋肾补肝,养血祛风。选方:白癜汤Ⅲ号煎服。颜面颈部外用5%乌梅酊,上肢手背部外用消白酊。三个月后白斑停止发展,白斑处发生褐黑色岛斑。二诊后改辨为气血不和证(白斑慢性型),宜调和气血,疏散风邪,采用白癜风汤Ⅲ号继服,五个月后白斑已消退一半,八个月后白斑基本消退。

第四节　血管萎缩性皮肤异色病

本病中医学称为疬疡风、疬疡。

【病因病理】　先天禀赋不足,精血不能濡煦肌肤;或气机失调,卫外失固,经脉蹇滞,肌肤失养而致病。

【症状特点】　多发于中年人。好发于乳房、臀部、腋窝等皱襞处,或累及黏膜。见网状色素沉着斑,皮肤萎缩,淡色红斑,表覆鳞屑,皮肤干燥,有锡纸样皱纹,酷似放射性皮炎,轻度瘙痒。

【辨证施治】

一、内治法

(1)禀赋素弱证(婴幼儿型):养精益肾,培补先天。补天育麟丹化裁:鹿茸6g,巴戟天6g,肉苁蓉10g,熟地10g,山茱萸肉10g,菟丝子6g,紫河车3g(冲服),煎服。

(2)气血逆乱证(妇女型):调和气血,疏通经脉。血府逐瘀汤化裁:生地30g,牡丹皮10g,当归15g,枳壳10g,制香附10g,赤芍10g,川牛膝9g,丹参9g,柴胡9g,元参9g,黄芪9g,炙甘草3g,煎服。

二、外治法

外用5%当归霜或5%甘草芝麻油。

第五节　先天性对称性色素异常症

本病俗称墨汁斑。

【病因病理】　先天禀赋不足,气血亏虚,血不濡肤而致。

【症状特点】　婴儿或幼儿期发病,常有家族史。多发于手背、足背,有时累及前臂和小腿。黄褐色或深褐色斑疹,针尖至黄豆大小,杂以白点,呈网状,似墨汁泼在皮肤上,故俗谓墨汁斑。不痛不痒。

【辨证施治】

一、内治法

肾虚血亏证。滋阴补肾。六味地黄丸化裁:熟地黄、泽泻、山茱萸、枸杞子、菟丝子各10g,女贞子、旱莲草、山药各12g,炒丹皮6g,丹参15g,莪术6g,僵蚕6g,生甘草6g,煎服。

二、外治法

5%当归霜外用。

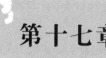

第十七章　血管性皮肤病

第一节　过敏性紫癜

本病中医学称为血胤疮、温病发斑,俗名出血斑。

【病因病理】 外感六淫,饮食劳倦,禀赋不足,脾肾亏虚,以致热伏于内,毒蕴于中,壅遏脉络,迫血妄行,血从肌肤腠理逸出;脾胃受损,脾失统摄,血不循经,逸于脉络之外;阴虚火旺,伤及血络,血逸肌腠,渗于肌肤,皆成紫斑。

【症状特点】 多见于儿童、青年或成年妇女。好发于下肢,尤以小腿伸侧面较为多见。针豆至黄豆大小的瘀点、瘀斑,散在分布,压之不褪色,严重时可有血肿。一般无瘙痒,偶有微痒。临床上常分为4型:①单纯型,为皮肤紫点紫斑;②风湿型,兼关节酸痛,行走不利;③腹部型,兼有恶心纳呆、脘腹不适;④肾病型,兼有小便赤浊、尿频尿急等。实验室检查:血常规,血小板计数正常。出凝血时间正常。毛细血管脆性试验(+)。尿常规可有血尿、蛋白尿、管型尿。组织病理检查有意义。

【辨证施治】

一、内治法

(1)风湿发斑证(单纯型或另三型早期):清热祛风,凉血止血。银翘散合桑菊饮化裁:银花12g,连翘9g,桑叶9g,菊花9g,麦冬15g,沙参9g,炒山栀9g,生地9g,侧柏叶9g,荆芥炭9g,煎服。

(2)湿热发斑证(风湿型):清热利湿,活血通络。三黄汤化裁:黄柏9g,泽泻9g,大黄炭9g,黄连3g,炒山栀9g,炒地榆9g,茯苓9g,槐花9g,茜草根24g,甘草6g,煎服。

(3)血瘀气滞证(腹部型):疏肝解郁,活血化瘀。疏肝汤化裁:鳖甲15g,丹参15g,红花9g,桃仁9g,丹皮炭9g,银柴胡9g,川郁金15g,生蒲黄9g,小蓟9g,煎服。

(4)风热伤营证(肾病型):清热解毒,凉血和营。犀角地黄汤化裁:水牛角30g,生地20g,赤芍12g,牡丹皮10g,金银花10g,牛蒡子10g,防风10g,蝉衣6g,紫草12g,白茅根30g,茜草根10g,甘草6g,煎服。

(5)热毒发斑证(药疹狼疮发热型):清热解毒,凉血止血。清营汤合化斑汤化裁:元参24g,知母12g,石膏60g,芦根30g,板蓝根15g,生地24g,牡丹皮9g,鲜茅根 30g,紫雪丹 1.5g(吞服),煎服。

(6)气不摄血证(其他血液病型):益气摄血,健脾养心。归脾汤化裁:党参9g,茯苓9g,龙眼肉24g,酸枣仁9g,木香3g,远志6g,红枣20只,炙甘草6g,黄芪15g,煎服。

(7)阴虚发斑证(慢性复发型):清热凉血,养阴止血。六味地黄丸化裁:生地30g,茯苓9g,丹皮9g,麦冬15g,龟板15g,元参15g,白芍9g,党参9g,鲜茅根30g,百合24g,生甘草6g,煎服。

二、外治法

未破者外用三黄洗剂,破溃者外用珍珠散,同时针刺、耳针等疗法亦有效。

三、医案选

张某,男,16 岁。2002 年 3 月初诊。患过敏性紫癜半年,曾三次住院使用激素等治疗,出院后即复发,后到我科诊治。

辨证:风湿发斑证(单纯型)。立法:清热祛风,凉血止血。方药:银翘散合桑菊饮化裁,3 周后瘀点消退,尿检好转。守上方加桔梗、大蓟、小蓟、白茅根,继服 4 周后症状全部消失,随访半年未见复发。

第二节　血小板减少性紫癜

本病归属于中医的肌衄、葡萄疫的范畴。俗称紫斑疹。

【病因病理】外感风湿燥热之邪,郁于肌肤,损伤脉络,血逸脉外,积于皮下,日久入里化热,火热之邪迫血妄行,则口鼻出血;外感风热毒邪,或嗜食辛辣炙煿之品,胃火炽盛,或情志所伤,脾虚失统,气弱不摄,血溢上窍,鼻龈衄血;早婚早育,久病虚弱,肾阴火旺,扰乱营血,离经妄行;或气虚血阻,凝积成瘀,瘀溢肌肤而发病。

【症状特点】多发生于儿童及青年,青年女性尤多。主发四肢,亦可延至鼻内、齿龈。有急性与慢性两种:急性者突然发病,瘀点针尖大小,成片瘀斑,皮下出血,斑色紫赤,迁延日久;慢性者起病缓慢,瘀点、瘀斑混发,斑色深红,鼻衄不断,龈衄时常。不痛不痒,可兼贫血、低热、头昏等。实验室检查:出血时间延长,血小板计数减少;骨髓象成熟巨核细胞相对减少;放射核素测定血小板寿命缩短(20～230 分,正常 7～10 天)。毛细管脆性试验(＋)。

【辨证施治】

一、内治法

(1)血热妄行证(原发型急性期):清热解毒,凉血止血。清热凉血汤化裁:

水牛角 30g,生地 12g,丹皮、赤芍、白芍、紫草各 9g,侧柏叶 6g,茅根 12g,玄参 9g,大青叶 12g,煎服。

(2)阴虚血热证(原发型慢性期):滋阴清热,凉血止血。三甲复脉汤化裁:生地黄 6g,白芍 9g,麦冬 9g,阿胶 15g,生鳖甲、生龟板各 12g,茜草根、丹皮、旱莲草各 9g,生甘草 6g,煎服。

(3)气不摄血证(继发型):健脾益气,养血止血。归脾汤化裁:人参 15g,黄芪、白术、茯苓、白及、当归、熟地、白芍各 9g,大枣 10 只,仙鹤草、旱莲草各 6g,龙眼肉 15g,煎服。

(4)瘀血阻络证(血栓型):活血通络,化瘀止血。桃红四物汤化裁:当归、赤芍、川芎各 9g,桃仁、红花各 3g,鸡血藤 9g,景天三七 9g,花蕊石 9g,生甘草 3g,煎服。

二、外治法

血疱者外用云南白药酊,血肿者外敷云南白药粉或三七粉。

第三节　进行性色素沉着病

本病与中医血疳病相类似。俗名棕黄斑。

【病因病理】阴虚血热,灼伤脉络,以致血不循经,溢于脉外,复加湿热蕴蒸,凝于肌肤之间,色斑溢表而成。

【症状特点】多见于成年或老年人,男性较为多见。好发于胫前、踝部、足背,但多不对称。初为红色斑点,针头大小,继则成批发生,数目增多,中央融合,瘀点颗颗,色呈棕黄,四周陆续出疹,瘀点不断,似撒在皮肤上的黑胡椒粉样,中密边稀,参差不齐,不痒不痛。血常规、出凝血时间及毛管脆性试验均正常。

【辨证施治】

一、内治法

血虚络阻证。养血化瘀,清化湿热。清热凉血汤合三妙散化裁:鲜生地 30g,赤芍 15g,茜草根 15g,扦扦活 15g,茵陈 15g,黑山栀 9g,炒茯苓 9g,粉萆薢 15g,大黄 3g,生甘草 9g,煎服。

二、外治法

外用三黄洗剂。

第四节 色素性紫癜性苔藓样皮炎

本病中医学称为血瘟病。

【病因病理】 素禀血热,外受风湿,怫郁腠理,不得透达,或湿热内蕴,湿热下注,瘀阻经脉,肤失所濡而致病。

【症状特点】 多见中老年男性,偶见更年期妇女。常对称分布于下肢,尤以小腿伸侧多发,偶可累及上肢或躯干。粟粒样丘疹,圆形或多角形,色呈紫红,或为棕褐,或散在或融合,边界不清,瘀点可见,轻度苔藓,表覆鳞屑,偶伴青筋暴露。瘙痒明显。

【辨证施治】

一、内治法

(1)血热风盛证(瘀点群聚型):清热凉血,泻火祛风。凉血祛风汤化裁:生地 15g,丹皮 10g,赤芍 10g,蝉衣 6g,紫草 10g,荆芥炭 10g,地榆 15g,苦参 9g,杏仁 6g,生甘草 3g,煎服。

(2)湿热瘀阻证(瘀斑苔藓型):清热利湿,活血化瘀。四妙散化裁:苍术、黄柏、牛膝、生薏苡仁、泽兰各 9g,六一散 10g(包),丹皮、赤芍、当归、苏木各 9g,煎服。

二、外治法

外用除湿止痒油、除湿止痒软膏、黑豆馏油凝胶等。

第五节 毛细血管扩张性环状紫癜

本病中医学称为血风疮。

【病因病理】 血虚受风,化燥生热,瘀阻经脉,营血循行失常所致。

【症状特点】 多见于青年及成人,男性常见。多对称分布于小腿伸侧面。初为米粒大淡蓝红色斑疹,其中有瘀点及血管扩张,渐成环状、半环状,中央变薄萎缩,留有淡褐色色素沉着。无痒无痛。

【辨证施治】

一、内治法

阴虚血瘀证。滋阴养血,活血化瘀。养阴化瘀汤化裁:太子参 15g,沙参 20g,麦冬 15g,生地黄 15g,熟地黄 15g,茯苓 15g,牡丹皮 10g,丹参 10g,鸡血藤

10g,红藤10g,茜草根10g,甘草3g,煎服。

二、外治法

外用三黄洗剂、云南白药酊。

第六节　红斑性肢痛病

本病中医学称为热痛症、湿热羁绊症、湿疹余毒症。

【病因病理】　饮食不节,脾失健运,湿热下注,或血分有热,阻隔脉络,痹塞不畅,气血凝滞,难以通达四肢,致使手脚气血失和而致。

【症状特点】　夏季常见,多发于中年以上,男女皆可发病。主要侵犯手脚部,尤以双脚最为多见,偶尔亦有发生于一足或一手者。阵发性皮肤潮红,轻度肿胀,边界不清,触之皮温略高,常伴多汗。严重的烧灼感,尤以夜晚入睡被内温暖,或用温水洗脚,或遇天气炎热时,则疼痛加剧,反之如遇冷水冷风,抬高肢体,则疼痛减轻。经常复发。皮肤镜及微循环镜检查有血管异常变化。

【辨证施治】

一、内治法

（1）湿热证（急性潮红灼痛型）：清热利湿,化瘀通络。四妙丸化裁:炒川柏、独活、炒知母各6,牛膝、苍术、秦艽、生木瓜各9g,生薏苡仁、生赤芍、细生地各12g,忍冬藤15g,生甘草3g,煎服。

（2）血热证（急性焮红剧痛型）：清热凉血,化瘀止痛。清热凉血汤化裁:生地30g,赤芍、玄参、牛膝、当归、丹参各50g,黄柏、地龙各20g,乳香、没药各10g,蜈蚣3条,煎服。

（3）血瘀证（慢性间歇型）：行气活血,化瘀通络。身痛逐瘀汤化裁:桃仁、当归、五灵脂、香附、地龙各9g,赤芍、僵蚕各10g,川芎6g,忍冬藤15g,桑枝、秦艽、黄芪各12g,甘草3g,煎服。

二、外治法

外用三黄洗剂,如意金黄散。刺血、电针、旋磁、光针等针灸疗法也有疗效。

第七节　变应性皮肤血管炎

本病中医学称为热毒流注。

【病因病理】　湿邪内存,郁久化热,湿热蕴结,流走走窜,外发体肤;或湿热毒邪,循经流注,瘀阻络脉致病。

【症状特点】多见于青壮年女性。以下肢多发,上肢极少累及。皮疹以结节为主,杨梅大小,鲜红色或黯红色,有时亦有少数斑丘疹,条状物,点状溃疡,疼痛或压痛,小腿酸胀、疼痛、乏力。病程慢性,反复发作。

【辨证施治】

一、内治法

(1)湿热证(急性期):清热除湿,化瘀通络。四妙散化裁:黄柏、苍术、川牛膝、生薏苡仁、六一散(包)、车前子、茯苓各10g,泽泻、泽兰各12g,丹参9g,甘草1g,煎服。

(2)寒湿证(慢性期):温经散寒,理湿通络。化瘀除湿汤化裁:丹参15g,泽兰12g,川牛膝10g,丹皮10g,赤芍10g,王不留行10g,鸡血藤30g,当归尾12g,黄柏10g,冬瓜皮12g,路路通6g,甘草3g,煎服。

(3)瘀滞证(缓解期):活血化瘀,行气通络。苏脉饮化裁:丹参10g,鸡血藤15g,黄芪、黄精、元参各10g,海藻6g,甘草3g,煎服。

二、外治法

红斑丘疹者,外用三黄洗剂;紫斑结节者,外用紫草油。

第八节 雷 诺 病

本病中医学称为四肢逆冷、寒厥。

【病因病理】脾肾阳虚,复感外寒,阳气衰微,不能温煦四肢末端而致病。

【症状特点】多发于中老年,尤以青年女性居多。好发于手足部。皮肤突然苍白发凉,继而潮红发绀,由青红色至深紫色,甲壳由红变紫,常可伴指(趾)头萎缩变细,硬化或坏死,严重者耳壳、鼻尖、口唇亦可发绀,自觉麻木和刺痛。冷水试验:手足放在4℃冷水中1分钟,可诱发皮肤苍白、发绀、潮红三色征,即为(＋);握拳试验:两手握拳1分半钟,在弯曲状态下放松,也可出现三色征,也称为(＋)。实验室检查:甲皱微环境检查、阻抗式血流图检查、病检有意义。

【辨证施治】

一、内治法

(1)脾肾阳虚证(早期):补益脾肾,助阳祛寒。附子理中汤化裁:炮附子10g,干姜10g,白术10g,党参12g,丹参15g,川芎10g,王不留行10g,山甲珠10g,炙甘草10g,煎服。

(2)气血寒凝证(晚期):温养气血,祛寒通络。当归四逆汤化裁:黄芪15g,当归15g,桂枝10g,细辛6g,鸡血藤15g,桑枝12g,路路通6g,丹参15g,红花6g,熟地30g,炙甘草3g,煎服。

二、外治法

雷诺熏洗剂(透骨草、姜黄、当归、海桐皮、川椒、没药、乳香各10g,加水500ml,煎汁)熏洗。雷诺酒(甘草、红花、当归、桂枝各10g,白酒500ml,浸泡)外搽。溃烂时外用紫花地丁软膏或九圣散换药。针灸疗法亦常应用。

第九节　小腿静脉性溃疡

本病中医学称为臁疮、裙边疮、裤口疮。俗名老烂脚。

【病因病理】常久站立,久负重物,行走疲劳,虚倦不已,耗伤气血,中气下陷,络脉失畅,瘀血稽留,肤失所濡,复因湿热下注,臁腿损伤,虫咬蕴毒,致使风湿热毒搏于肌肤而成疾。

【症状特点】多发于中老年人,有下肢静脉曲张者更为多见。主发在小腿下部,偶发臀部或腰部。初为水疱、脓疱,破溃后先有痂,色呈褐棕,状如蛎壳,痂皮撕去,只见溃疡,杨梅至蚕豆大小,数目不等,形态不一,边缘略隆,基底腐肉,黏液腥臭。下肢沉重,溃疡灼痛,臀核肿大,偶有寒热。

【辨证施治】

一、内治法

(1)湿热下注证(早期糜烂型):清热利湿,疏通经脉。臁疮方Ⅰ号化裁:银花、穿心莲、生黄芪、防风、地肤子、续断各12g,连翘、寄生、木通、草薢、川牛膝、赤芍、甘草各10g,煎服。

(2)气血瘀滞证(晚期污秽型):行气活血,濡养筋脉。臁疮方Ⅱ号化裁:桃仁、丹参、归尾、苍术、杜仲、木瓜、川牛膝各10g,红花、血竭、制乳没、桂枝、甘草各6g,鸡血藤12g,乌药15g,生黄芪15g,煎服。

二、外治法

未破时外用紫草油、谷固醇(米糠油、玉米油中提取)软膏、紫花地丁软膏、三黄膏。已破者外用臁疮外洗液(防风、艾叶、蛇床子、贯众、蝉蜕、大黄、银花藤各10g,加水2500ml,煎成1000ml药液)熏洗冷敷。也可采用白明胶绷带疗法、白糖胶布疗法。

第十节　持久性隆起性红斑

本病俗称紫红结。

【病因病理】下肢过劳,气血蕴结,阻于经脉,瘀血肌肤,溢发皮肤而成。

【症状特点】可发任何年龄,成年人多见。好发四肢伸侧,特别是手足及肘膝关节伸侧,其次为臀部、手掌、外耳、颜面,多对称发病。初起为成群小丘疹及结节,后融合成特征性斑块,表面光滑,少数可有水疱破溃。瘙痒、疼痛、烧灼感。老疹慢消,新疹又发,绵延数年,留有瘢痕。病检有价值。

【辨证施治】

一、内治法

(1)血热证(早期):清热解毒,凉血活血。凉血五更汤化裁:紫草根15g,茜草根15g,白茅根15g,生地黄20g,牡丹皮10g,赤芍10g,玄参12g,板蓝根15g,金银花12g,连翘12g,甘草根6g,煎服。

(2)血瘀证(晚期):行气活血,化瘀散结。桃红四物汤化裁:桃仁、红花各12g,当归、丹参、川芎各10g,乳香、没药、香附、枳壳、地龙各9g,鳖甲20g,甘草6g,煎服。

二、外治法

外搽三黄膏、紫草油。

第十八章　角化过度及萎缩性皮肤病

第一节　毛发红糠疹

本病中医学称为狐尿刺。

【病因病理】 禀性不耐,腠理不密,血热风盛,肤红而燥。

【症状特点】 任何年龄均可发病,发生于儿童者常有家族史。好发于手指、肘膝伸面,次为躯干和四肢伸侧,指节背有毛囊性丘疹,颇具特点。角质毛囊性丘疹,呈圆锥形,淡红色或黯红色,触之质硬,棘刺密集,中有毛发,融合成片,基底潮红。兼发头面部脂溢性皮炎、掌跖角化症、指甲增厚,偶成剥脱性红皮病。干燥微痒,病程慢性。临床上分为6型:Ⅰ型(典型成人型)、Ⅱ型(不典型成人型)、Ⅲ型(典型幼年型)、Ⅳ型(幼年局限型)、Ⅴ型(非典型幼年型)、Ⅵ型(HIV相关性毛发红糠疹)。病检有价值。

【辨证施治】

一、内治法

(1)血虚风燥证(早期):养血润肤,祛风止痒。当归饮子化裁:当归30g,白芍、川芎、生地黄、白蒺藜、荆芥穗、防风各15g,何首乌、黄芪各12g,元参、当归各9g,甘草6g,煎服。

(2)阴虚内热证(晚期):养阴清热,凉血润肤。滋阴润肤汤化裁:生地黄12g,玄参12g,牡丹皮12g,知母12g,丹参20g,白鲜皮10g,石斛10g,威灵仙10g,紫草10g,甘草6g,煎服。

二、外治法

红糠疹软膏(川椒、黄连、甘草各5g,共研极细末,加凡士林100g,配制)外用。也可用紫草油、蛋黄油、甘草油外用。

三、医案选

温某,男,28岁。2001年9月初诊。12岁时开始发病,指肘、四肢及躯干伸面发生毛囊性丘疹,病理学诊断为毛发红糠疹。辨证:血虚风燥证(早期)。宜养血润肤、祛风止痒为则。当归饮子化裁口服,外搽红糠疹软膏。二个月后皮疹渐消,二诊改为滋阴润肤汤加减,甘草油外搽,四个月后消退。

第二节　毛周围角化病

本病属中医肉刺毛的范围。俗名鸡皮疙瘩疹。

【病因病理】 禀赋不足,血虚风燥,肤失所养而致病。

【症状特点】 多见于儿童及青少年。惯发于四肢,尤以上臂伸面、耳前部、肢外侧为主,常对称分布。毛囊性丘疹,针头大小,顶有角栓,中有毳毛穿出或卷曲在疹内,剥掉栓塞,顶呈杯状凹窝,但栓塞又再新生。触之干硬,视如鸡皮,偶尔微痒。

【辨证施治】

一、内治法

血虚风燥证。养血润燥。生血润肤饮化裁:生地 30g,熟地 30g,天冬、麦冬、当归、黄芩、天花粉各 10g,黄芪 30g,桃仁、红花、五味子各 6g,防风、荆芥、蝉蜕各 9g,煎服。

二、外治法

外用润肌皮肤膏、紫草油、甘草油。

第三节　鳞状毛囊角化病

本病中医学称为鳞甲病。

【病因病理】 先天不足,素禀血虚,肤失濡润,风燥涩涸,迭起鳞屑,久存难退。

【症状特点】 冬重夏轻,病程缓慢。惯发于胸腹、臀腰、大腿伸侧、腋窝附近,常对称分布。圆形鳞屑,绿豆大小,中央黑点,边缘翘起,中央固着,外呈白环,色泽淡褐,极似"花朵状",散在分布,偶可融合。无痒无痛。

【辨证施治】

一、内治法

血虚肤燥证。养血润燥。养血润肤饮化裁:当归 10g,丹参 15g,鸡血藤 15g,红花 3g,赤芍 9g,白芍 9g,云苓 15g,党参 9g,黄芪 30g,二冬各 9g,二地各 9g,陈皮 9g,生甘草 1g,煎服。

二、外治法

外用润肤皮肤膏、5%黄柏霜、獾油、三油混合剂(蛋黄油、甘草油、大枫子油各等量混匀即得)、10%食盐猪油膏、五倍子软膏(五倍子粉10g,凡士林90g,制膏)、雄黄醋糊(雄黄细末50g,米醋调糊)。

第四节　毛囊角化病

本病属中医肉刺毛的范畴,俗称漏斗毛。

【病因病理】　多由藜藿之亏,血虚肤燥而成。

【症状特点】　儿童时发病,常有家族史,对日光敏感,故夏季加剧。对称分布于头皮、面颈、耳后、前胸、背中、腋窝、腹股沟等处。毛囊性丘疹,针头大小,色呈灰褐,表覆腻痂,剥除棕色痂皮,基底呈漏斗状,或融合成片,乳头增生,口内白斑,甲板脆裂。微痒。病检有重要价值。

【辨证施治】

一、内治法

血虚风燥证。养血润肤,祛风消疹。地黄饮子化裁:生地15g,熟地10g,何首乌12g,元参12g,当归9g,蒺藜12g,牡丹皮9g,红花3g,僵蚕9g,生甘草3g,煎服。

二、外治法

外用润肤皮肤膏、除湿止痒膏、肤痔清软膏、丹皮酚软膏。

第十九章 遗传性皮肤病

第一节 先天性鱼鳞病样红皮病

本病属中医蛇皮癣的范围。俗称红鳞疹。

【病因病理】 先天营血不足,胎热滞留,以致血虚生燥,燥热蕴聚肌肤而致病。

【症状特点】 出生即有,或生下数月后渐生。波及全身,以身体屈侧为主,多为对称,皮肤黯红光滑,微亮增厚,日久渐消,或留红斑鳞屑,终生不退,可伴掌跖角化。微痒,婴儿重者难以喂养,常致夭折。

【辨证施治】

一、内治法

血虚生燥证。养血润燥,清热凉血。鱼鳞方化裁:当归 3g,赤白芍各 3g,生地 9g,制首乌 6g,玉竹 6g,牡丹皮 3g,红枣 2 枚,炙甘草 1g,煎服。

二、外治法

外用润肌皮肤膏、紫草油、5% 黄柏霜。

第二节 鱼 鳞 病

本病中医学称为蛇皮癣。

【病因病理】 先天禀赋不足,后天脾胃失调,肝肾阴虚,营血不足,血虚生风,风盛则燥,肤失所养而成疾。

【症状特点】 自幼开始发病,儿童期明显,青春期好转,但不会消失。一般冬重夏轻,无男女之别,家中常有遗传病史。好发四肢伸侧,尤以小腿伸面最为严重,重者可延至四肢、躯干、头皮或颜面。皮肤干燥粗糙,糠秕样细小鳞屑,多呈三角形或多角形,色呈深褐,皮纹明显,既像"蛇皮",又像"鱼鳞"。少数患者有干痒。

【辨证施治】

一、内治法

(1)营血不足证(轻度型):调和营血,疏腠退屑。治鳞汤 I 号化裁:麻黄

15g,桂枝 25g,杏仁 20g,甘草 20g,桃仁 25g,红花 25g,桑叶 20g,元参 50g,蝉蜕 15g,煎服。

(2)营卫不和证(中度型):调和营卫,通汗松肌。治鳞汤Ⅱ号化裁:麻黄 20g,杏仁 20g,桂枝 30g,甘草 20g,桃仁 25g,大黄 15g,生水蛭 20g,地龙 30g,甲珠 20g,蝉蜕 20g,煎服。

(3)血瘀风燥证(重度型):化瘀润燥,养血祛风。治鳞汤Ⅲ号化裁:麻黄 30g,桂枝 30g,杏仁 25g,生水蛭 20g,元参 50g,天冬 50g,桑叶 25g,甲珠 20g,地龙 30g,虻虫 15g,大黄 20g,龙衣 20g,蝉蜕 10g,煎服。

二、外治法

椒连软膏(川椒、黄连各 30g,共研极细末,凡士林 500g,调膏)外用。或外用润肌皮肤膏、紫归治裂膏。

第三节　掌跖角化病

本病中医学称为厚皮疮。

【病因病理】禀赋不足,营血亏虚,脾胃虚弱,化源不足,水谷之气不养四末而生。

【症状特点】婴儿期发病,常有家族史。好发掌跖,对称分布。皮肤变硬变厚,干燥发亮,色呈黄褐,边界分明,入冬皲裂。裂口干深,可有裂痛、干痛,偶伴掌跖多汗者。

【辨证施治】

一、内治法

营血失养,皮肤干燥证。养血和营,润燥护肤。养血润肤饮化裁:当归 15g,白芍 12g,熟地 30g,麦冬 12g,苍术 12g,阿胶 15g(烊化),白鲜皮 10g,黄芪 20g,黑芝麻 20g,炙甘草 3g,煎服。

二、外治法

外用润肤愈裂膏(紫草 30g,轻粉 5g,白蜡 30g,猪脂 200g,香油 500g,冰片 1g,甘草 30g,白及 10g,煎熬去渣存膏)。

三、医案选

高某,女,36 岁。2004 年 12 月初诊。双手掌双足底干裂、干痛 20 余年。各院均诊断为掌跖角化病。多次用过维甲酸、维胺脂、维生素 E 胶丸等口服,外用过 5% 水杨酸软膏、尿囊素维他乳膏、肝素钠乳膏、尿素维 E 乳膏等,均无疗效。

辨证:营血肤燥证。治则:养血和营,润燥护肤。选方:养血润肤饮加减煎服,外用润肤愈裂膏,三周后症状明显好转。以后只外用药膏,同时避免接触洗洁精、洗衣粉、肥皂等,每年入冬前(10 月左右)即外用药膏,三年未见复发。

第四节　汗管角化病

本病中医学称为乌啄疮。

【病因病理】 先天禀赋不足,肝肾亏损,痰瘀凝结肌肤而成疾。

【症状特点】 男性多见,可能有家族史。惯发于暴露部位,如额颊、鼻梁、四肢伸面,或全身各处皮肤及黏膜。初为角化性丘疹,逐日增大,中央凹陷或正常,四周角质隆起,毳毛消失,色泽黯褐,或为孤立,或为融合,每个皮损似一湖泊,边岸隆起,中央平凹,触之坚实,多为干燥。临床分类不一,如有经典斑块型、浅表播散型、单侧线状型、炎症角化型等。无自觉症状。病检有重要意义。

【辨证施治】

一、内治法

血虚风燥证。滋阴养血,祛风润燥。滋燥养荣汤化裁:生地 30g,熟地 30g,当归 15g,赤芍 9g,黄芩 9g,秦艽 6g,防风 9g,红枣 10 枚,黄芪 9g,甘草 6g,煎服。

二、外治法

外用汗角醋(知母粉 20g,蛇皮灰 10g,杏仁粉 5g,苍术粉 5g,共研成极细末,米醋调成糊状即可)。

第二十章　皮肤附属器疾病

第一节　痤　疮

本病中医学称为肺风粉刺、粉疵、风刺、面疱,俗名青春痘、青春瘡、青春疙瘩、青春美丽痘。

【病因病理】腠理不密,外邪侵袭,肺气不清,外受风热,膏粱厚味,胃热上蒸,脾湿化热,湿热夹痰,或因月经不调,瘀滞化热所致。

【症状特点】青壮年发病较多,近年来中年女性发病增多。好发于颜面、颈前、上胸、肩胛间。初为毛囊性小丘疹,顶端有黑色栓塞物,故称黑头粉刺,用手挤压后可排出牙膏样乳酪物。严重时可发生脓疱、结节、脓肿、瘢痕及色素沉着,尤其颜面囊肿瘢痕影响美观。一般无自觉症状,偶有微痒,重者肿痛。病程慢性,时轻时重,迁延日久,临床上可分为 6 型:寻常性、脓疱性、囊肿性、萎缩性、聚合性、新生儿性。实验室检查:聚合性有高球蛋白血症,IgM、IgG 增高,细胞免疫低下。

【辨证施治】

一、内治法

(1)肺热血热证(寻常性):宣肺清热,凉血解毒。枇杷清肺饮化裁:枇杷叶9g,桑白皮9g,黄芩9g,生山栀9g,黄柏9g,白花蛇舌草30g,当归9g,生地15g,连翘15g,生甘草3g,煎服。

(2)肺胃火盛证(脓疱性):清热解毒,益肺通腑。泻白散合清胃散化裁:桑白皮、地骨皮、生地、鱼腥草各15g,石膏30g,黄芩、牡丹皮各12g,知母、升麻各10g,甘草6g,煎服。

(3)瘀热痰结证(囊肿性):清热和营,化痰散结。桃仁二陈汤化裁:桃仁、制半夏、丹参、象贝各9g,牡丹皮、郁金各12g,元参、夏枯草、生地、山楂各15g,红花、甘草各3g,煎服。

(4)阴虚血热证(复发性):滋阴益气,清热凉血。清营汤化裁:生地18g,元参、泽泻、牡丹皮、丹参、连翘各12g,麦冬、银花、槐花各15g,黄连、竹叶各10g,甘草6g,煎服。

(5)脾胃积热证(酒渣性):清热化湿,益胃通腑。三黄丸合茵陈蒿汤化裁:

黄连 3g,黄芩 9g,茵陈 15g,生山栀 9g,生薏苡仁 15g,生山楂 15g,白花蛇舌草 30g,生甘草 3g,煎服。

(6)冲任不调证(经期性):养血调经,活血散瘀。丹栀逍遥散化裁:牡丹皮、山栀子、赤芍、茯苓、香附、茜草根各 12g,柴胡 12g,益母草 18g,生地 15g,甘草 6g,煎服。

二、外治法

痤疮洗剂(大黄、黄柏、黄芩、苦参各 5g,研极细末,氯霉素 2g,石炭酸 1ml,水 100ml,摇匀)外用,5%硫黄霜、姜黄消痤搽剂、丹参酮乳膏、玫芦消痤膏、痤疮油(大黄、紫草各 10g,共研极细粉,加入芝麻油 100ml,浸泡)。另可采用针灸疗法、美容疗法(倒膜术、面膜术、喷雾术)。

第二节 酒 渣 鼻

本病中医学称为酒皶鼻、赤鼻、面渣疱、鼻准红,俗名红鼻子。

【病因病理】青壮年气血方刚,血热熏肺,酒热冲面,喜食五辛厚味,助升胃火,肺胃积热,重蒸颜面,故而鼻赤生皶;若肺经湿热久蒸不散,又遇风寒外来,气血瘀滞,终成赘瘤。

【症状特点】多发于成年以后,男多女少。好发于颜面正中部,主要以鼻尖、鼻翼为甚,次为两颊及前额。皮疹分为 3 期:红斑期,弥漫潮红,毛细血管扩张,多呈树枝状或渔网状;丘疹期,毛细血管扩张更甚,可呈蜘蛛网样,且有成批的丘疹和脓疱;肥大期,鼻头增生肥厚而呈结节状,形成鼻赘,状如半球,色泽黯红,日久难退。无自觉症状。实验室检查,可见毛囊虫(+)、糠秕孢子菌(+)。病检有意义。

【辨证施治】

一、内治法

(1)肺胃积热证(红斑期):清泄肺胃,散除积热。枇杷清肺饮化裁:枇杷叶、桑白皮各 9g,黄芩、山栀、生地各 12g,桔梗、菊花、白芷各 6g,白花蛇舌草、当归、白芷各 9g,生甘草 3g,煎服。

(2)热毒炽盛证(丘疹期):清热凉血,活血解毒。黄连解毒汤合凉血五花汤化裁:黄连、黄柏、黄芩、栀子各 6g,玫瑰花、鸡冠花、生槐花、金银花、凌霄花各 9g,生甘草 1g,煎服。

(3)血瘀凝结证(肥大期):清热凉血,活血化瘀。凉血四物汤合通窍活血汤化裁:当归、生地、白芍、黄芩各 9g,红花 3g,白芍、陈皮、川芎各 6g,大枣 5 枚,生姜 3 片,生甘草 3g,煎服。

二、外治法

酒渣鼻霜(百部、苦参、雷丸各研极细粉,以 5:2:1 比例混合成粉末,配成 20% 雪花膏即成)外用。姜黄消痤搽剂、玫芦消痤膏外用。也可应用针灸疗法、划痕手术(赘瘤者)。

第三节　脂溢性皮炎

本病与中医的面游风(颜面)、白屑风(头皮)、眉风癣(眉间)、纽扣风(胸腋)相近似。

【病因病理】风热外袭,郁久血燥,肤失濡养,过食辛辣厚味,以致阳明胃经湿热,受风而致病。

【症状特点】多发于青壮年,次为婴幼儿。好发于多脂多毛多汗的部位,如头皮、颜面(尤以眉弓及鼻唇沟多见)、外耳道、腋窝、上胸及背部等处,多从头部开始由上向下蔓延。皮损为略淡黄色的红斑或浅粉红色的红斑,大小不一,形态各异,边界明显,表覆油腻性糠屑,或厚积痂皮,或糜烂渗汁。有明显的瘙痒。其中头部型为灰白色糠秕样鳞屑,逐为油腻性鳞屑斑片;而婴儿型,头皮为油腻灰黄色痂皮,常累及眉处及耳后。病程慢性。

【辨证施治】

一、内治法

(1)血热风盛证(红斑脂屑型):清热凉血,疏风止痒。疏风清热饮化裁:苦参 9g,皂刺 6g,猪牙皂角 9g,芥穗 9g,银花 12g,白鲜皮 9g,黄芩、防风各 9g,蝉蜕 3g,生地、玄参、山楂各 9g。煎服。

(2)阳明湿热证(糜烂结痂型):清热化湿,祛风通腑。龙胆泻肝汤化裁:龙胆草 9g,黄芩、栀子、泽泻、木通、车前子各 12g,当归、生地、茵陈、苦参、白花蛇舌草各 6g,生甘草 3g,煎服。

(3)阴虚血燥证(慢性湿疹型):滋阴润燥,消风止痒。当归饮子化裁:荆芥、防风、当归、生地、赤芍、川芎各 9g,何首乌、白蒺藜、炙黄芪、龙胆草、胡黄连各 6g,煎服。

二、外治法

辨治　头皮者,可用头皮洗剂Ⅰ号(王不留行、苍耳子、白矾各 5g,加水 3000ml,煎水)、Ⅱ号(透骨草、皂角、侧柏叶各 5g,加水 3000ml,煎水)洗头。头皮者亦可外用头皮酊剂Ⅰ号(川军、细辛、山柰、山椒、冰片各5g,加白酒100ml,浸渍)、Ⅱ号(透骨草、皂角、山楂、黄柏各5g,加白酒100ml,浸渍)。躯干者,鳞屑处外用润肌皮肤膏、丹皮酚软膏;痂皮处外用祛脂油(黄柏、寒水石、青黛各20g,共研极细末,加芝麻油60ml,调匀)。另加用针灸疗法可缩短病程。

三、医案选

黄某,女,27岁。2003年5月初诊。颜面出现丘疹脂斑伴瘙痒2月余。受风加重,遇热痒甚。经当地医院诊断为脂溢性皮炎,多处治疗无明显好转,而转入我科。

颜面有藕红色丘疹红斑,上覆糠秕状鳞屑,舌红苔白。辨证:血热风盛证(红斑脂屑型)。治则:清热凉血,疏风止痒。方药:疏风清热饮加减。嘱其避免日晒,温水洗脸,禁用肥皂、洗面奶等刺激。三日后症状大减,守上方继服一周后就诊,皮疹完全消退,嘱再服药一周,以巩固疗效,未再复发。

第四节　斑　秃

本病中医学称为油风、发落、发坠、毛落,俗名鬼舔头、鬼剃头。

【病因病理】风邪袭肤,毛孔张开,血虚不荣,风盛血燥,毛发失养,发枯而脱,或情志抑郁,内伤七情,过分劳作,有伤心脾,生化少源,发无所濡,或病久耗损,肝肾两亏,发无血之余,发无肾荣,导致毛落难生之疾。

【症状特点】中青年男女或青少年均可发生,男性略多。头皮部,严重者眉毛、胡须等有毛处均可脱落。多突然发生,常在无意中发现,开始为孤立圆形或椭圆形秃斑,境界清楚,一块或数块,表面光滑;亦有边脱边生,新生者多为白色毳毛,逐渐变粗变黑,恢复正常,或反复脱落,延续多年,若头皮毛发全部脱光者,称为"全秃";若眉毛、腋毛、睫毛、阴毛、胡须亦脱落者,则称为"普秃"。无自觉症状。实验室检查:脱发区边缘的头发易拔出,即称为轻拉试验(＋)。拉出的毛发在显微镜下可见毛干近端萎缩,呈现上粗下细的"惊叹号"样,均称毛发镜检(!)为(＋)。

【辨证施治】

一、内治法

(1)血虚风盛证(早期脱发型):养血祛风,安神潜镇。神应养真丹化裁:菟丝子12g,淫羊藿12g,全当归9g,大熟地12g,制首乌9g,女贞子12g,旱莲草18g,炙甘草3g,陈皮6g,升麻6g,仙灵脾3g,煎服。

(2)气滞血瘀证(中期脱发型):滋补营血,活血化瘀。逍遥散化裁:柴胡、当归、何首乌、女贞子、熟地各 20g,川芎、红花、防风、白芷各 15g,柏子仁,夜交藤、甘草各 6g,煎服。

（3）肝肾不足证（晚期脱发型）：滋补肝肾,填精生发。七宝美髯丹化裁:生地、熟地、侧柏叶各 15g,当归、黑芝麻各 20g,何首乌、山药、山萸肉、茯苓各 10g,枸杞子、菟丝子各 6g,代赭石 3g(吞服),黄芪、党参各 9g,煎服。

二、外治法

斑秃酊 I 号(红花 6g,干姜 9g,当归、赤芍、生地、侧柏叶各 10g,75% 酒精 300ml,浸泡), II 号(藜芦、蛇床子、黄柏、百部、五倍子各 4.5g,斑蝥 3g,90% 酒精 100ml,浸泡), III 号(桑白皮 3g,何首乌 5g,党参 5g,丹参 5g,枸杞子 5g,黄芪 5g,生姜 4g,红辣椒 1/4 只,白酒 200ml,浸泡)选用。感应电热烘疗法:先涂紫云膏(当归、紫草根各 60g,黄蜡 360g,猪油 30g,芝麻油 1000ml,煎枯去渣存药),再用电吹风热烘,疗效较佳。另可应用针灸疗法、光针疗法、喷灸疗法、十字穿线疗法、光化疗法(紫荆皮、补骨脂、白芷、菟丝子、羌活、斑蝥、樟脑各 10g,白酒 1000ml,浸泡成光化酊),外涂光化酊于脱发处,再行紫外线照射。

第五节　脂溢性脱发

本病中医学称为发蛀脱发、蛀虫癣,俗称早秃、脂秃、高额秃、稀毛秃。

【病因病理】禀性不耐,腠理不密,思虑过度,劳伤内损,阴虚热盛,蕴湿积热,湿热上蒸,脉络瘀阻,精血不旺,发根不固,稀疏脱落而成。

【症状特点】多见于青壮年男性,常有家庭史。以头皮前部及顶部脱发明显,有毛区呈马蹄形。头皮多脂,出油黏腻,糠屑雪飞,发根细弱,手抓而落,洗头时脱发更为明显。头发日稀,脱毛斑,皮面光亮,遗留毳毛,纤细不长,重者额部及头顶部毛发完全脱光,故俗名"高额秃"。可有轻度瘙痒。

【辨证施治】

一、内治法

（1）湿热内蕴证（早期脂脱型）：清热润燥,祛风化湿。祛风换肌丸化裁:细生地 12g,小胡麻 12g,净蝉衣 3g,荆芥穗 9g,赤芍 9g,天花粉 15g,制首乌 15g,肥玉竹 12g,冬桑叶 9g,粉草薢 15g,元参 9g,山楂 6g,煎服。

（2）肾虚脾湿证（晚期脂脱型）：滋阴固肾,健脾祛湿。祛湿健发汤化裁:茯苓 12g,萆薢 15g,猪苓 15g,泽泻 10g,炒白术 15g,川芎 10g,赤石脂 12g,白鲜皮 15g,桑椹 10g,生地 12g,熟地 15g,首乌藤 10g,车前子 12g,黄精 9g,龟板 9g,煎服。

二、外治法

雄激素脱发酊Ⅰ号(鲜侧柏叶、闹洋花、骨碎补各 10g,75% 酒精 200ml,浸泡),Ⅱ号(枯矾 5g,百部 30g,山楂 15g,白酒 200ml,浸泡),Ⅲ号(硫黄 10g,枯矾 15g,皂角 5g,10% 大黄水 500ml,浸泡)选用。

第六节　营养性脱发

本病又称病后脱发、症状性脱发,中医学名为虚性脱发。

【病因病理】 禀性素弱,久病产后,肾气不足,气血虚弱,发失所养,焦枯而落,落发似束。

【症状特点】 多发于久病体弱、产后体虚、营养不良、慢性腹泻等病人。全头皮部发落。发枯失泽,稀疏脱落,全头皆然,梳发或手抓,成把毛发落下。虽毫无痛痒,但病人多心慌不安,面瘦肢倦。

【辨证施治】

一、内治法

气血亏损证。益气养血,培补真元。八珍汤化裁:炙黄芪 15g,潞党参 12g,制黄精 15g,制首乌 9g,菟丝子 12g,黑芝麻 30g,黄芩 6g,煎服。

二、外治法

冬夏生发酊(冬虫夏草 30g,白酒 250ml,浸泡)外用。

第二十一章 黏膜疾病

第一节 外阴白斑病

本病中医学称为阴疮。

【病因病理】 外因为阴部不洁,潮湿久蕴,虫邪浸淫;内因为七情郁火,损伤肝脾,肾气不足,湿热下注而生。

【症状特点】 多发于中老年妇女。女阴黏膜处多见,扁平斑片,色泽灰白,呈浊点状,或条纹状,粗糙增肥;后期萎缩,转白光亮,或隆起增厚,可呈疣状,或呈乳头瘤状,触之稍硬,不易推动,甚至糜烂溃疡。有瘙痒感。病检极有意义。

【辨证施治】

一、内治法

(1)肝郁气滞证(早期白斑型):疏肝理气。女白汤Ⅰ号化裁:当归12g,益母草20g,赤芍15g,柴胡15g,茯苓12g,白术9g,薄荷6g,首乌25g,紫丹参9g,生甘草3g,煎服。

(2)心脾两虚证(中期萎缩型):养心健脾。女白汤Ⅱ号化裁:党参12g,当归15g,白术12g,黄芪15g,茯苓15g,远志15g,炒枣仁12g,木香3g,桂圆肉20g,鸡血藤15g,甘草6g,煎服。

(3)脾肾阳虚证(晚期瘙痒型):健脾益肾。女白汤Ⅲ号化裁:鹿衔草9g,淫羊藿20g,补骨脂20g,当归15g,赤芍12g,生地12g,川芎9g,何首乌9g,益母草25g,生甘草6g,煎服。

二、外治法

溻痒熏洗剂(苦参、威灵仙、蛇床子、当归尾、鹤虱草各30g,加水2000ml,煎汁),熏洗可止痒。消斑熏洗剂(苦参、黄柏、蛇床子、白鲜皮、蝉衣、蜂房、花椒、荆芥各10g,加水2000ml,煎汁)熏洗可消斑。白斑Ⅰ号膏(马钱子120g,紫草皮10g,白芷10g,蚤休10g,当归10g,蜈蚣10条,芝麻油250ml,煎枯去渣,加凡士林90g,雄黄粉6g,冰片3g,麝香1.5g,调膏)外用早期病变。白斑Ⅱ号膏(木鳖子去壳60g,补骨脂60g,蜈蚣15条,芝麻油125ml,煎枯去渣,加凡士林60g,黄柏粉6g,雄黄粉9g,月石粉15g,冰片6g,麝香1.5g,黄连素片30片,研粉,调膏),外用于中晚期病变。另体针、耳针、穴封疗法可协同治疗。

第二节 急性女阴溃疡

本病中医学称为阴蚀、蚌疽。

【病因病理】阴户不洁,虫毒外犯,七情郁火,伤损肝脾,劳伤血分,湿火下注,以致气血壅滞,肝肾亏损而致病。

【症状特点】多发于身体虚弱的年轻女性,尤以未婚女性为多。好发于小阴唇内侧。皮损表现有3型:软下疳型,好发于大小阴唇内侧面,偶延至会阴与肛周,圆形溃疡,四周不齐,表附脓膜,周围焮红,触之柔软;坏疽型,好发小阴唇内侧面,粟大溃疡,边缘不齐,底面深凹,表覆青黑色脓苔,周边焮肿,重者穿孔;粟粒型,多发于小阴唇,或延至大阴唇及会阴部,溃疡数多,米粒大小,散在分布,少许渗脂。有疼痛感。分泌物中镜检可查出肥大杆菌。

【辨证施治】

一、内治法

(1)湿热下注证(软下疳型):健脾清热。萆薢渗湿汤化裁:焦白术、生薏苡仁、苍术、怀山药、黄柏各10g,萆薢、牡丹皮、泽泻、滑石各12g,土茯苓、板蓝根、银花各15g,通草、甘草各3g,煎服。

(2)肝火湿热证(坏疽型):清肝利湿。龙胆泻肝汤化裁:龙胆草、焦山栀、木通各6g,当归、生地、柴胡、泽泻各9g,车前子15g,炒黄连、胡黄连各3g,青皮3g,煎服。

(3)肝肾亏损证(粟粒型):滋补肝肾。知柏地黄汤化裁:知母、黄柏、山茱萸肉、泽泻、茯苓各9g,生地20g,怀山药、生薏苡仁各15g,赤小豆、败酱草各30g,煎服。

二、外治法

苦参煎剂(苦参、蛇床子、黄柏各10g,加水1000ml,煎汁)冷湿敷。珍珠散剂(珍珠粉10g,沉香粉、黄柏粉、雄黄粉、儿茶、冰片各5g,再研极细粉,调匀)外撒。血竭油剂(血竭粉、琥珀粉、沉香粉、紫草粉各10g,芝麻油200ml,煎枯去渣,再加入珍珠粉、冰片各1g,调匀)外搽。

第三节 包皮龟头炎

本病中医学称为袖口疳。

【病因病理】交媾不洁,湿热蕴毒,肝胆湿热下注而致。

【症状特点】多为中青年男性。包皮与龟头之间多发。包皮掀红,龟头潮红,内板糜烂,脓汁溢满,重者腥臭,熏鼻难闻。自感灼热痛痒,排尿更甚。病因不同,又可分为:急性表浅型、环状糜烂型、念珠菌型、滴虫型、阿米巴型、环切术后型、浆细胞型。分泌物可作实验室检查,寻查细菌、念珠菌、毛滴虫、阿米巴原虫等。浆细胞型病检有诊断价值。

【辨证施治】

一、内治法

湿热下注证。清热利湿。龙胆泻肝汤化裁:龙胆草 6g,黄芩 9g,泽泻 9g,木通 9g,栀子 6g,车前子 9g,萹蓄 9g,滑石 15g,银花藤 15g,生甘草 6g,煎服。

二、外治法

红肿者,外用黄柏、黄芩、马齿苋、龙胆草、野菊花各 5g,加水 500ml,煎汁做冷敷。消肿后外用紫花地丁软膏、三黄膏。糜烂者,外用珍珠散、九圣散。

三、医案选

陈某,男,32 岁。2011 年 8 月初诊。龟头包皮内叶潮红、糜烂、溢汁、腥臭、灼痒已 5 天。经实验室检测诊断为包皮龟头炎(念珠菌型)。

辨证:湿热下注。治则:清热利湿,杀菌止痒。方剂:龙胆泻肝汤加减,外用黄柏、黄连、土槿皮、黄精各 5g,加水 500ml,煎液做冷湿敷,七日后痊愈。

第四节　唇　　炎

本病中医学记载详尽:一般唇炎统称为唇疮、唇䐃、唇裂;如剥脱性唇炎称为茧唇;腺性唇炎称潘唇;水肿性唇炎称唇风;慢性唇炎称唇湿或唇渗。

【病因病理】外感湿热风毒,脾胃湿热上蒸,或七情动火伤血,热燥化火,上熏于唇。

【症状特点】是多发于口唇及其周围皮肤的炎性疾患。按病因及病情而分为 6 型:接触型、光线型、剥脱型、腺性型、肉芽肿型、口角炎型。临床表现分为急性期、亚急性期和慢性期。

【辨证施治】

一、内治法

(1)脾胃湿热证(急性期唇炎):健脾和胃。健脾除湿汤化裁:茯苓 9g,白术

9g,芡实9g,枳壳9g,黄柏9g,金银花6g,生甘草2g,山药15g,生薏苡仁15g,生扁豆15g,大豆黄卷15g,萆薢9g,煎服。

(2)阴虚火动证(亚急期唇炎):滋阴补肾。六味地黄丸化裁:熟地9g,山茱萸肉9g,山药12g,泽泻10g,丹皮9g,茯苓9g,元参9g,甘草1g,煎服。

(3)脾湿火燥证(慢性期唇炎):健脾燥湿。除湿胃苓汤化裁:苍术6g,厚朴6g,陈皮10g,滑石粉12g,炒白术10g,猪苓12g,黄柏9g,肉桂3g,生薏苡仁6g,炙甘草6g,煎服。

二、外治法

外用紫草油、当归油。

第二十二章　非感染性肉芽肿类疾病

第一节　结　节　病

本病又名肉样瘤病,属中医瓜藤缠的范畴,俗名豌豆结。

【病因病理】外感毒邪,内蕴湿热,湿热毒邪相持,瘀滞经络,久则气滞血瘀,毒邪聚结,留根难退而致。

【症状特点】多见于成年人。好发于四肢及面颈部。皮损为弥漫性浸润,粟粒样丘疹,豆大结节,分叶状斑块,或隆起性肿瘤,初为黄红色,后呈紫红色。按临床经过可分为3期:急性期以结节性红斑为主,伴全身症状;亚急性期以丘疹、溃疡、结节为主;慢性期以冻疮样狼疮为主。各期皮损类型可相互重叠。按皮损特点可分为6型:结节红斑型、斑块型、丘疹小结节型、瘢痕型、冻疮样狼疮样型、斑状型。可兼有各种脏器受损,如胸内结节、心脏病、肝脾肿大等。转归有3种结果:自愈、静止、死亡。实验室检查:血常规,白细胞、血小板减少,血沉加快等。胸部CT检查可见肺门与纵隔淋巴结肿大。结核菌素试验多数为(-)或弱(+)。Kveim试验40%为(+),诊断价值很高。病检有重要意义。

【辨证施治】

一、内治法

(1)血热证(急性期):凉血解毒,宣肺退斑。犀角地黄汤化裁:绿豆衣、赤小豆各30g,生地黄炭、金银花炭、连翘、板蓝根、炒黄芩各12g,僵蚕、浙贝母、桔梗、炒牛蒡子各10g,牡丹皮、柴胡各6g,煎服。

(2)血瘀证(亚急性期):理气活血,化瘀散结。桃红四物汤化裁:桃仁、红花、当归、炒枳壳、川芎各10g,黄芪、赤芍、赤小豆各15g,陈皮、香附、甘草、牛膝各12g,独活、柴胡、黄芩各6g,煎服。

(3)寒湿证(慢性期):散寒利湿,通络止痛。茯苓甘草汤化裁:茯苓、桂枝、白术、丹参各10g,甘草、细辛、制附片各6g,山药、山茱萸各12g,生姜3片,煎服。

二、外治法

外用清凉膏,或结乳膏。

第二节　环状肉芽肿

本病属中医的丹疹范围,俗称碟疮。

【病因病理】先天禀赋不足,腠理不密,湿热蕴积,搏于气血,流窜经脉,络道阻塞,气血凝滞,透肤而起。

【症状特点】老幼均可发病,但以儿童及青年占多数,且女性居多。各处均可发疹,常以手背、指背、前臂及下肢为主。初为粟样丘疹,光滑坚实,色泽淡红,紧拥成簇,不久周边延展,中央稍平,形成菜碟状。不痛不痒,偶有心烦脘胀,舌红苔薄,脉象数滑。

【辨证施治】

一、内治法

(1)湿热久蕴证(早期型):清热利湿,和营活血。和营活血汤化裁:赤芍、牡丹皮、桃仁泥、泽兰、汉防己各9g,野赤豆12g,忍冬藤30g,鸡血藤12g,生甘草3g,煎服。

(2)血瘀孙络证(晚期型):理气活血,通络退斑。活血和气饮化裁:川芎、青皮、牡丹皮、桃仁6g,泽兰、丝瓜络、路路通、滑石各12g,白及、甘草各10g,蜈蚣1条,煎服。

二、外治法

外搽清凉膏,或麝香止痛膏外贴。

三、医案选

姚某,女,18岁。2009年4月初诊。手背指背起淡红色斑片,中央平坦,四周堤状,极似菜碟样,已七日。诊断:环状肉芽肿。

辨证:湿热久蕴证(早期型)。治则:清热利湿,和营活血。方药:和营活血汤加减,外搽丹皮酚软膏,八日后皮损消退。

第三节　结节性发热性非化脓性脂膜炎

本病又名Weber-christian综合征,中医学称为恶核、结核丹。

【病因病理】风邪夹毒,阴阳不调,致使气血失和,经络阻滞,凝聚肌肤而致病。

【症状特点】多发于30～60岁女性。好发于小腿、腹部、臀部及下腹部,皮下结节或斑片,色泽黯红,表面粘连,也可融合,偶见坏死,溢出油汁,呈凹陷状。疼痛、压痛,多有发热,兼有脏腑受累,如心包炎、胸膜炎、腹膜炎等。实验室检查:白细胞总数减少或增多,血沉加快,嗜酸性粒细胞增多。病检可分3期:Ⅰ期(急性炎症期)、Ⅱ期(巨噬细胞期)、Ⅲ期(纤维化期),故有重要诊断价值。

【辨证施治】

一、内治法

(1)血热瘀滞证(早期型):清热凉血,化活通络。通络方化裁:当归10g,赤芍10g,桃仁10g,红花6g,泽兰6g,茜草9g,制香附9g,牛膝9g,生地黄9g,紫草9g,甘草6g,煎服。

(2)湿热下注证(中期型):清热利湿,化瘀通络。化瘀苍术散化裁:苍术9g,黄柏9g,生薏苡仁9g,生地黄15g,赤芍9g,当归9g,木瓜9g,伸筋草9g,甘草6g,煎服。

(3)寒湿凝结证(晚期型):温经祛风,除毒和中。当归四逆汤化裁:当归10g,桂枝10g,赤芍10g,炒白芍10g,茯苓9g,秦艽9g,木瓜9g,丹参9g,鸡血藤9g,大枣10枚,炙甘草6g,煎服。

二、外治法

外用结乳膏、清凉膏。

第二十三章　良性皮肤肿瘤

第一节　脂溢性角化病

本病又名老年疣,中医学称为寿斑。

【病因病理】年老体弱,外感风热日晒,内由气血不足,以致风热积聚,血不濡肤而生。

【症状特点】中年以后,年龄越大,发病者越多。好发于颜面、躯干、手背、四肢等处。针头大丘疹,初起色泽淡,渐至深褐,日渐增大,约从米粒至黄豆大,扁平隆起,表呈疣状,圆形、卵圆形、椭圆形或不定形,境界明显,表面覆盖很薄的油脂状鳞屑,容易擦去,表面呈颗粒状。毛囊角栓是最重要特征之一。偶有痒感。少数并发基底细胞瘤。病检有价值。

【辨证施治】

一、内治法

肝肾阴虚证。滋肝补肾,祛风润燥。归芍地黄丸化裁:当归、白芍、地黄、牡丹皮、山茱萸肉各10g,山药、生龙骨、生石决明各15g,何首乌、活血藤、鸡血藤各12g,炙甘草6g,煎服。

二、外治法

五妙水仙膏,或鸦胆子油点涂。

三、医案选

胡某,男,69岁。2003年7月初诊。颜面与手背发生深褐色斑点6年余,呈绿豆大小的疣状物,表附油屑。中为毛囊角栓,病检证实为脂溢性角化病,要求治疗。

辨证:肝肾阴虚证。治则:滋肝补肾,祛风润燥。方剂:归芍地黄丸口服,外用五妙水仙膏点涂(分次),三周后寿斑基本消除。

第二节　瘢痕疙瘩

本病中医学称为肉龟疮、巨痕症、肉蜈蚣、黄瓜痈、巨痕症。

【病因病理】体湿生疮,或烫灼外伤,伤及经络,致血瘀气滞,蕴积增大,而致龟肉瘢痕。

【症状特点】多发于有瘢痕疙瘩体质者。上胸部,或搔抓、外伤、手术、烧伤等部位多见。高出皮面,坚硬如绳,或成斑块,或为结节,表面光滑,或有皱褶,常无毛发,色彩多样,常为淡红,偶呈淡白。形态各异,可为圆形、卵圆形、条索状、蟹足状。瘙痒、灼热、刺痛、牵痛。病检可作辅助检查。

【辨证施治】

一、内治法

血瘀气滞证。破瘀软坚。软皮丸化裁:川芎9g,炮姜6g,桂枝6g,丹参15g,桃仁6g,当归12g,乳香6g,没药6g,煎服。

二、外治法

20%硅油霜外涂。或硅酮膏霜(疤痕舒)外涂。

第三节　血　管　瘤

本病中医学称为血瘤,其症状不一,又各有病名:如鲜红斑痣者,中医称红痣;单纯血管瘤者,中医称为红丝瘤;海绵状血管瘤者,中医称为胎瘤。

【病因病理】先天禀赋不足,气滞血瘀,脉络壅积隆突皮面而致。

【症状特点】本病多发于婴幼儿或少年。临床分为4种:鲜红斑痣(红痣)、单纯血管瘤(红丝病)、海绵状血管瘤(胎瘤)、混合性血管病(杂红瘤)。不痛不痒,碰破时可出血。

【辨证施治】

一、内治法

(1)血络瘀阻证(鲜红斑痣型):活血通络,凉血退斑。桃红四物汤化裁:桃仁、红花、赤芍各6g,当归尾、鸡血藤、金银花藤12g,陈皮、丝瓜络各10g,煎服。

(2)血热瘀滞证(单纯性血管瘤型):活血通络,化瘀软坚。通窍活血汤化裁:赤芍6g,川芎6g,白芷9g,生姜9g,桃仁12g,红花12g,大枣5枚,老葱白3个,煎服。

(3)气虚血瘀证(海绵状血管瘤型):益气养阴,凉血解毒。消血瘤方化裁:黄芪30g,党参12g,白芍12g,紫草9g,牡丹皮9g,蜀羊泉30g,木馒头30g,土茯苓

30g,煎服。

二、外治法

五妙水仙膏、七仙膏(牙硝、明矾、青矾各 150g,砒石、斑蝥各 100g,食盐 75g,水银 150g,配膏)外用。

第二十四章　恶性皮肤肿瘤

第一节　鲍温病

鲍温病(Bowen病)过去称为皮肤原位癌,中医学称为石疽。

【病因病理】 过食辛辣炙煿,温热内蕴,以致气血不足,毒怫于肤而发病。

【症状特点】 多发于40岁以上的成人,好发于躯干及臀部。红色丘疹,表覆鳞屑,逐日增大,融合成斑,微微隆起,边界清楚,色呈黯棕,硬痂紧贴,强性剥离,露出润面,呈颗粒状,不易出血。若有溃疡,常提示肿瘤在侵袭性生长。病程缓慢,不痛不痒。若形成浸润癌变,或兼内脏肿瘤时,多数有淋巴结肿大。病检有重要价值。

【辨证施治】

一、内治法

(1)温热毒蕴证(早期红斑型):清热祛湿,解毒散结。白蛇六味丸化裁:白英15g,蛇莓15g,龙葵15g,土茯苓15g,丹参15g,当归10g,半枝莲10g,山豆根10g,莪术10g,仙鹤草10g,知母10g,黄柏10g,甘草3g,煎服。

(2)气虚血瘀证(中期溃疡型):益气养血,扶正祛邪。八珍汤化裁:黄芪30g,党参15g,白术15g,茯苓15g,当归10g,川芎10g,黄精10g,生地黄10g,陈皮6g,生薏苡仁15g,炙甘草6g,煎服。

(3)肝肾阴虚证(晚期癌浸型):滋阴养肝,理气散结。六味地黄汤化裁:山萸肉15g,怀山药15g,云茯苓15g,熟地黄15g,女贞子15g,旱莲草10g,泽泻10g,牡丹皮10g,柴胡10g,枳壳10g,白芍10g,甘草6g,煎服。

二、外治法

外用五妙水仙膏或鸦胆子油点涂。

第二节　帕哲病

本病又名湿疹样癌,或Paget病,中医学称为乳疳,俗名乳头疮。

【病因病理】 七情损伤,肝郁胃热,脾失健运,湿热内生,循肝胃之经,变凝乳房,日积月累,恶毒生根而发病。

【症状特点】多见于中老年妇女,自乳头开始,波及乳房,常为单侧。先为小块结痂,间歇性渗液,渐似湿疹,边缘鲜明,稍微隆起,硬剥痂皮,基底湿硬,乳头偶尔可溢出浆液或血水。不痛不痒。腋下淋巴结多有肿大。个别病人亦可发生乳房外 Paget 病,好发于外阴或腋窝等处,皮损相同。后期可转移。病检有特殊价值。X 射线及超声波检查乳房、宫颈、直肠有无病变。

【辨证施治】

一、内治法

(1)肝脾湿热证(乳房型):疏肝健脾,解毒通络。乳疬汤化裁:柴胡 10g,龙胆草 6g,黄芩 10g,白花蛇舌草 15g,土茯苓 30g,槐花 15g,紫草 10g,牡丹皮 10g,猪苓 15g,三棱 10g,莪术 10g,丝瓜络 10g,煎服。

(2)肝气郁结证(乳房外型):疏肝解郁,清利湿热。龙胆泻肝汤化裁:龙胆草 10g,柴胡 10g,栀子 10g,木通 10g,车前子 10g,泽泻 10g,当归 10g,土茯苓 15g,白花蛇舌草 15g,半枝莲 15g,黄柏 10g,蛇床子 10g(包),鸡冠花 10g,甘草 3g,煎服。

二、外治法

外用五妙水仙膏或鸦胆子油点涂。

第三节 鳞状细胞癌

本病中医学称为翻花疮。

【病因病理】热毒外犯,脾失健运,湿浊内生,以致气滞火郁,湿浊阻于肌肤,久则耗伤气血,肤失所濡而成。

【辨证施治】多见于 50 岁以上的男性,好发于头皮、颜面和龟头。初为疣状角化斑,或淡红色结节,结节中央有钉刺状角化,日久破溃,基底坚硬,边缘隆起,表呈乳头,或似菜花。不痒不痛,发展迅速,常有转移。病检非常重要,图像表明为Ⅰ、Ⅱ、Ⅲ、Ⅳ级等。

【辨证施治】

一、内治法

(1)肝郁瘀证(初期溃疡型):疏肝理气,化瘀散结。鳞癌汤Ⅰ号化裁:醋柴胡 15g,郁金 10g,川楝子 15g,香附 10g,厚朴 10g,丝瓜络 10g,赤芍 10g,红花 10g,莪术 10g,三棱 10g,白花蛇舌草 30g,蛇莓 15g,紫草 9g,煎服。

(2)脾虚湿浊证(晚期久腐型):健脾利湿,软坚化痰。鳞癌汤Ⅱ号化裁:白术 10g,扁豆 10g,怀山药 15g,生薏苡仁 10g,猪苓 10g,僵蚕 6g,土茯苓 9g,白芥子 6g,瓜蒌 9g,草河车 9g,夏枯草 15g,白花蛇舌草 9g,煎服。

二、外治法

不能手术时,可外用五妙水仙膏点涂。砒矾散、五烟丹、皮癌净等可选用。

三、医案选

邓某,男,71 岁。1963 年 10 月初诊。右头皮部起菜花状赘出物一年。病理检查为鳞癌(Ⅰ级)。

辨证:肝郁瘀证(初期溃疡型)。治则:疏肝理气,化瘀散结。方选:鳞癌汤Ⅰ号化裁,外用皮癌净软膏腐蚀,1% 黄柏溶液清洗湿敷,经 5 个月后治愈,三年后随访未复发。

第四节　基底细胞癌

本病中医学称为石疔。

【病因病理】年久日晒,火毒外袭,内蕴痰湿,以致气滞血瘀阻于肌肤而成。

【症状特点】多见于老年人。好发于颜面,且多在口部以上,如鼻侧、颊部、前额等处。蜡样结节,表面发亮,针头至黄豆大小,色泽淡红,中心破烂,边缘卷起,状如珍珠样,顶结棕痂,痂下底硬。不痛不痒。如继感可引起剧痛。临床上分为 4 型:结节溃疡型、色素型、硬斑病样型(纤维化型)、浅表型。病检有重要价值。

【辨证施治】

一、内治法

(1)热毒瘀肤证(初期):清热解毒,化痰软坚。金紫散化裁:金银花、白花蛇舌草、半枝莲各 30g,紫花地丁、浙贝母、野菊花、蒲公英、丹参各 15g,赤芍、乳香、没药各 10g,山慈菇、升麻、天花粉各 6g,甘草 3g,煎服。

(2)气虚肤腐证(晚期):益气扶正,祛腐生肌。黄芪散化裁:黄芪 15g,麦冬、白芍、茯苓、党参各 12g,桂心、升麻、甘草各 6g,地骨皮、白薇、白蔹、熟地黄各 10g,白花蛇舌草 30g,山慈菇、浙贝母各 6g,甘草 3g,煎服。

二、外治法

五妙水仙膏点涂。

第五节　蕈样肉芽肿

蕈样肉芽肿(MF)又称蕈样真菌病,中医学称为乌白癞。

【病因病理】 风湿侵袭肌肤血分之间,郁久耗血化火,肿胀破溃,危及生命。

【症状特点】 男性多见。大多发生在 30~50 岁左右。好发于躯干、四肢,尤其四肢屈侧。皮损可分为 3 期:湿疹期,皮疹形态多样,似银屑病、类银屑病、湿疹、神经性皮炎、剥削性皮炎等,可持续数月数年;浸润期,出现浸润斑片,边缘不明,高低不平,色多黯红,头发脱落,唇舌破溃;肿瘤期,皮下结节,或皮肤隆起斑片,形态奇特,多呈棕红色。长期瘙痒,臀核肿大,肝脾肿大等。进展缓慢,时轻时重,最后多死于恶病质,并发严重感染等,病检极为重要。

【辨证施治】

一、内治法

(1)血燥风热证(湿疹期):养血润燥,疏风解毒。蕈肿汤Ⅰ号化裁:生地 15g,当归 15g,白芍 10g,川芎 10g,黄连 5g,青皮 6g,蛤粉 15g,昆布 10g,牙皂 6g,芦荟 10g,天花粉 15g,沙参 20g,女贞子 15g,牡丹皮 10g,牛蒡子 10g,干蟾 10g,煎服。

(2)肝肾阴虚证(浸润期):补气益血,滋补肝肾。蕈肿汤Ⅱ号化裁:熟地、当归、白芍、川芎、白术、茯苓、香附、桔梗、陈皮各 6g,人参、炙甘草、海蛤粉、昆布、贝母各 30g,升麻、红花各 9g,夏枯草 100g,加蜜 120g 收膏,合上药为丸,制如梧桐子大,每服 9g,每日 1~2 次。

(3)血瘀痰结证(肿瘤期):活血逐瘀,涤痰散结。蕈肿汤Ⅲ号化裁:水蛭 3g,桃仁、三棱、莪术各 10g,赤芍、昆布、海藻、玄参、大贝母各 15g,生牡蛎、山慈菇各 12g,蜈蚣 3g,煎服。

二、外治法

湿疹期外用大枫子油。浸润期外用 20% 喜树果软膏。肿瘤期外用 5% 藤黄软膏。或黑光疗法(白芷 10g,补骨脂 10g,黄芪 10g,白酒 300ml,浸泡后外搽,再照黑光)。

第六节　恶性黑色素瘤

本病简称恶黑(MM),中医称为黑子生变。俗名黑毒疮。是皮肤科领域最常引起死亡的恶性肿瘤。皮疹有 ABCD 特征(A、非对称性;B、边界不规则;C、颜色不均匀;D、直径 > 6mm)对早发现有提示和参考价值。

【病因病理】风邪搏于血气,变化新生;孙络之血,滞于卫分,阳气束结;或肾中浊气,痰结肌肤而致。

【症状特点】年龄一般偏大,少年罕见。初为黑痣(黑子),随之成斑块、结节,菜花状,破溃,出血。痒痛俱有。临床分为 2 类:①原位性恶变:如雀斑样、表浅样、肢端处;②侵袭性恶变:雀斑样、表浅样、肢端处、结节样。病检有极重要价值(皮肤与淋巴结)。做胸片、CT 等检查,查是否有转移性病灶。

【辨证施治】

一、内治法

(1)痰凝浊聚证(早期):活血化瘀,化痰散结。桃红四物汤化裁:桃仁 15g,红花 5g,生地黄 20g,川芎 10g,赤芍 15g,香附 20g,丹参 20g,白花蛇舌草 30g,半枝莲 30g,玄参 15g,陈皮 6g,浙贝母 9g,甘草 6g,煎服。

(2)痰窜血败证(中晚期):补益气血,扶正祛邪。八珍汤化裁:党参 30g,白术 10g,茯苓 10g,川芎 10g,当归 10g,熟地黄 20g,白芍 10g,黄芪 30g,白花蛇舌草 30g,半枝莲 15g,甘草 6g,煎服。

二、外治法

甘草油外搽。

专论 医技护理

第一章　常用治疗技术

在我所皮肤科设立的"中医治疗室",一些常用的治疗技术非常有效、简便、价廉。在此将常用疗法简介如下,以供参考。

一、叠瓦状贴敷疗法

1. 适应证　神经性皮炎,慢性湿疹,扁平苔藓,淀粉样变等。

2. 治疗技术

(1)任选一种药膏(纯黑豆馏油、纯松馏油、纯鱼石脂),用压舌板将药膏涂于皮损表面。

(2)用条状胶布(宽3cm,长依皮损而定),叠瓦状贴紧皮损上。

(3)每3～4天换药一次,至愈。

二、挑疣疗法

1. 适应证　传染性软疣。

2. 治疗技术

(1)碘酒或碘伏疣面消毒。

(2)用有齿镊子夹出软疣小体(呈乳酪状物质),外涂软疣酊(莪术10g,香附10g,75%酒精100ml)即可。多者,可分批挑挤,至愈。

三、拔甲膏拔甲疗法

1. 适应证　甲癣,甲真菌病,甲营养不良症,甲病等。

2. 治疗技术

(1)中药拔甲膏配制:蓖麻子45g,蛇蜕45g,天南星45g,川椒30g,大枫子30g,生川乌18g,乌梅30g,皂角45g,地肤子45g,杏仁30g,威灵仙30g,凤仙花子120g,千金子45g,五加皮45g,僵蚕30g,生草乌18g,凤仙花60g,地骨皮45g,香油1500ml。武火熬煮去渣,滴水成珠为宜,入樟丹少许,候温。入卤砂60g,拌匀即成。

(2)取拔甲膏放瓷碗中加热软化,将放在病甲上的硬膏压平,胶布包裹固定。

(3)4～5天换药1次,一般3～5次可将病甲削去。

(4)病甲脱落后,外用中药甲癣擦剂外涂,至新甲长出。

四、耳穴疗法

1. 适应证　扁平疣,瘙痒症,荨麻疹,过敏性皮炎,斑秃,带状疱疹等。

2. 治疗技术

(1)根据病情及部位选穴。

(2)刺激方式:耳针刺,耳埋针,耳埋丸(王不留行籽)。

(3)3 天一换,5～10 次为一疗程。

五、针拨疗法

1. 适应证　局限性慢性湿疹或局限性神经性皮炎。

2. 治疗技术

(1)皮损常规消毒。

(2)梅花针弹刺微出血。

(3)罐子采用贴棉法吸在皮损上,10～15 分钟后起罐。

(4)每日一次,10 次为一疗程。

六、划耳疗法

1. 适应证　斑秃,湿疹,银屑病,瘙痒症,颜面部白癜风。

2. 治疗技术

(1)皮肤常规消毒。

(2)在对耳轮下脚处,用小手术刀划 2～3mm 切口,以微出血为度,在切口上撒胡椒粉(已消毒),贴上胶布封口。

(3)每周一次,10 次为一疗程。

七、推疣疗法

1. 适应证　寻常疣(基部较小者)。

2. 治疗技术

(1)皮损常规消毒。

(2)左手绷紧疣周围皮肤,右手持竹签棒(已蘸2% 碘酊)在疣一侧向前下方用力推除,疣即脱落。

(3)33% 三氯化铁棉球压迫止血即可。

八、熏热疗法

1. 适应证　神经性皮炎,慢性湿疹,扁平苔藓,瘙痒症(局限性)。

2. 治疗技术

(1)熏条配制:苍术 15g,大枫子 30g,苦参 15g,防风 15g,白鲜皮 30g,五倍子 35g,松香 30g,甘草 20g,黄柏 15g,艾叶 15g。共研细末,加面粉及清水调成稠糊状,搓成指粗圆条状,每条长 10～20cm,阴干后即成熏条。或备成品"熏条"亦可。

(2)熏条点燃,熏烤皮损处,距离以温热为度,以防灼伤皮损。

(3)2 次/日,每次 1～2 小时,10 次为一疗程。

九、鸡眼疗法

1. 适应证 鸡眼,胼胝,跖疣。

2. 治疗技术

(1)鸡眼散配制:朱砂 2.5g,水杨酸 70g,乳酸 5g,柠檬酸 5g,脲素 5g,淀粉加至 100g,共研细末,拌匀备用。

(2)手术刀将皮损修平。

(3)先贴上中央有洞(大小比皮损稍大)的胶布,空洞露出皮损,撒敷"鸡眼散"适量,再贴上胶布固定。

(4)每 3 天一换,换药时用刀片刮除已软化变白的腐肉,至愈。

十、针灸疗法

1. 适应证 荨麻疹,湿疹,带状疱疹,瘙痒症等。

2. 治疗技术

(1)穴位:合谷、曲池、血海、风市、肺俞、肾俞、足三里、三阴交、长强、阿是穴等。

(2)根据病情,选用泻法(强刺激)、泻补法(中刺激)、补法(轻刺激)。

(3)1 次/日,每次 4 穴,10 天为一疗程。

十一、电按摩疗法

1. 适应证 斑秃,股外侧皮神经炎,局限性硬皮病等。

2. 治疗技术

(1)先在皮损上外涂按摩油(羊毛脂 20g,花生油 20g,芝麻油 20g,橄榄油 5ml,玫瑰水 35ml,香精与色素少许,搅匀)。

(2)打开电钮,按摩头接触皮损,缓慢移动。

(3)每天 3 次,每次 15～30 分钟,10 天为一疗程。

十二、热烘疗法

1. 适应证 斑秃,神经性皮炎,慢性湿疹,扁平苔藓,局限性淀粉样变等。

2. 治疗技术

(1)疯油膏配制:扫盆 25g,东丹 5g,乙辰砂 20g,共研细末,入芝麻油 300ml 煎滚后入黄蜡 30g,离火调匀。

(2)皮损处外涂疯油膏一层,打开理发用电吹风机喷射热风至皮损上,以温热舒适为度。

(3)每日 1~2 次,每次 15~30 分钟,15~20 日为一疗程。

十三、竹简疗法

1. 适应证　疖肿,脓塞不出者。

2. 治疗技术

(1)拔简药配制:羌活、独活、紫苏、祁皮、菖蒲、甘草、白芷各 9g,共研为末,搅匀备用。

(2)新鲜竹简数根(口径为 3cm,长 20cm 为佳),两头留节,一头节顶中央钻孔,木塞塞紧备用。

(3)拔开木塞,倒入药粉 10g,木塞塞紧,放入水锅内煎开,取出竹简,倒出药物,迅速压在疮口上(脓头先刺破),待脓汁流出后,再拔一次。

(4)1~2 次/日,脓头可破。

(5)后用紫草油纱布条换药,至愈。

十四、划痕疗法

1. 适应证　酒渣鼻赘疣期。

2. 治疗技术

(1)仰卧位,皮损处常规消毒,铺消毒巾。

(2)鼻部两侧点局麻(2% 利多卡因共 2ml 即可)。

(3)调节好"划痕刀",向横竖左右交替划痕,以微出血为度。

(4)术后紫草油纱布换药包扎。

(5)防止伤口感染。

十五、修治疗法

1. 适应证　跖疣,寻常疣,胼胝,鸡眼。

2. 治疗技术

(1)皮损处常规消毒,铺巾。

(2)先用"片刀"修除增厚皮片。

(3)用"轻刀"沿青线(病变与正常组织交界线,为蓝青色)切除皮损。

(4)再用"条刀"挖除底部皮损。

(5)撒敷修脚粉(雷凡诺尔1g,云南白药500g,配成),伤口包扎。

十六、十字穿线疗法

1. 适应证 久治不愈的斑秃。

2. 治疗技术

(1)消毒、铺巾、局麻。

(2)在脱发斑内用羊肠线十字形穿入2根,线头留于皮内,包扎。

(3)2周后可愈,可行第二次治疗。

十七、倒膜疗法

1. 适应证 痤疮,黄褐斑。

2. 治疗技术

(1)清理皮损,0.5%水杨酸酒精外擦一次。

(2)用空心刮匙挤压脓脂。

(3)离子喷雾器喷蒸10分钟。

(4)磨砂膏按摩30次。

(5)倒膜粉(中药粉刺倒膜粉,祛斑倒膜粉)倒膜。

(6)30分钟后去膜,涂上药物(中药痤疮霜、祛斑霜)。

(7)1次/周,10次为一疗程。

十八、面膜疗法

1. 适应证 黄褐斑,色素斑,痤疮。

2. 治疗技术

(1)清洁颜面。

(2)采用小喷雾器喷蒸10分钟。

(3)按摩30次。

(4)贴上面膜材料(人参胎素增白面膜,特效粉刺面膜,当归面膜,珍珠面膜,防皱面膜),或外涂面膜胶。

(5)去膜后外涂中药营养霜。

(6)每周2次,10次为一疗程。

十九、贴脐疗法

1. 适应证 带状疱疹。

2. 治疗技术

(1)贴脐粉:木香、降香、乳香、丁香、香附各200g,共研成末(过120目筛),

备用。

(2)取 0.3g,填满脐窝,外贴伤湿止痛膏或创可贴。

(3)1 次/日,7 日为一疗程。

二十、中药熏蒸疗法

1. 适应证　银屑病,带状疱疹后遗神经痛等。

2. 治疗技术

(1)中药熏蒸治疗仪一台。

(2)银屑病艾柏熏剂(艾叶、侧柏叶、野菊花、莪术等),火疖熏剂(桃仁、红花、当归、川牛膝、鸡血藤、虎杖、延胡索、柴胡、郁金、香附、全蝎、地龙、桑枝、菊花等)。

(3)将上述中药散 50g 放入药锅中,加热后含药蒸汽由导入口注入治疗舱。治疗时间 30 分钟左右(应个体化)。

(4)2 日 1 次,15 次为一疗程,可治疗 1~3 个疗程。

第二章　皮肤病护理宜忌

积累了数千年丰富临床经验的中华医学,不仅对治疗医学作出了重要贡献,而且对护理医学也作出了宝贵贡献。经典著作——《黄帝内经》认为四季气候、精神意志、饮食居处等都与皮肤疾病相关联。《备急千金要方》说"针药及时,能将调理,委以良医,病无不愈",所谓"调理"就是照顾好病人的生活,也是"护理"工作。

一、饮食宜忌

《太平惠民和剂局方》曾述皮肤病忌食羊肉、鸡肉、狗肉、肥肉、油骨汁及咸脏、鱼脯、油饼等物。

1. 饮食宜清淡宜消化的食物,忌膏粱厚味、腥荤过咸、油腻浓汤之品。
2. 过敏性者,宜食青菜、水果,忌食鱼虾、蟹鳗、牛羊鸡肉及烟酒饮料之品。
3. 瘙痒性者,宜食豆制品、蔬果、瘦肉,忌食辣椒、大料、咖啡、酒类。

二、药物宜忌

《神农本草经》说"药有阴阳配合……有单行者,有相须者,有相使者,有相畏者,有相恶者,有相反者,有相杀者",说明药物的配伍禁忌非常重要。

1. 对西药有过敏者,多为过敏性体质,应用中药,亦需问清中药过敏史。
2. 皮肤科中药内用制剂,以清热利湿、祛风止痒、活血化瘀、养血补气类中药为多。尽量不用含有毒性的药物。如大毒(巴豆、斑蝥、附子、毛茛、白花蛇、仙茅、曼陀罗等),常毒(川乌、全蝎、水蛭、蜂房、半夏、天南星、商陆、芫花、凤仙花子、狼毒、贯众、草乌等),即使小毒也要少用或不用(如川椒、乌梢蛇、肉桂、皂角、苍耳子、杏仁、百部、射干、蛇床子、白僵蚕、穿山甲等)。
3. 对中药单味药过敏者,以后必须禁用。如鱼腥草、葛根、毛冬青、红花、地龙、大黄等。
4. 对中成药过敏者,以后必须禁用,如云南白药、六神丸、健心丸、参茸丸、二宝丹、健身丸、牛黄散等。特别是中药针剂,更应当心过敏。
5. 妊娠期要禁忌的药物较多,否则会引起流产、畸胎,影响胎儿与母亲的安全。临床上提出如下观点:①禁用药物,包括剧毒药、峻泻药和子宫收缩药,如水银、巴豆、牵牛、乌头、益母草、川芎、瞿麦、牛膝等。②忌用药物,包括一般祛瘀通经药和激惹药,如红花、土鳖虫、水蛭、虻虫、斑蝥、商陆、肉桂、麝香等。③慎用药物,包括一些辛温窜药、消导药和利尿药,如桂枝、半夏、枳实、大黄、冬葵子、车前子等。

三、环境宜忌

《外台秘要》说"坐卧居处,不宜伤冷,亦不得过热"。故环境对皮肤病痊愈影响极大,应当重视。

1. 瘙痒者不能用热水、盐水、烟草水洗烫,不能应用搓澡带、洗澡球擦身。
2. 皮肤干裂者不能使用洗衣皂、洗洁精、洗衣粉。
3. 湿疹者不能搔抓洗涤,不能乱用红花油、一滴灵等外用药物。
4. 日光性皮炎、红斑狼疮等要防止暴晒。
5. 冻疮、雷诺病者要防冷风冷水,寒气侵袭。
6. 婴幼儿要用纯棉衣被,少用化纤衣物,禁用劣质尿不湿。

四、精神宜忌

《素问》说:"精神内伤,身必败亡","得神者昌,失神者亡",说明了精神意志在调理上的重要作用。

1. 树立全心全意为病人服务的思想,关心病人的疾苦。喜怒思忧恐为五志,意志就是情绪,故要做好病人的思想工作。
2. 七性变动,肝风内动,心火上炎,湿热下注,故可影响皮肤病的变化,如神经性皮炎、瘙痒症、结节性痒疹等与情志变化极为相关。
3. 作好解释工作。如拔毛癖、舔口皮炎、性病恐怖症等。
4. 给病人详解病情及注意事项。
5. 交代好外用药使用方法。

第三章　中医辅助疗法揽要

我国改革开放以来,中医中药综合疗法不断创新发展,已取得了许多成果。中药的内用与外用、针法与灸法、耳针与体针、推拿与按摩、局封与光疗、贴穴与修治等都在中西医结合中不断运用,在此做一便览。开展本项探索与研究时应注意做到:诊断明确,操作正确,观察科学,统计正确,注意安全,排除禁忌证,科学评价。

一、新三联疗法

1. 主治　带状疱疹后遗神经痛。

2. 针刺　痛区周边及合谷、曲池、内关、风池等穴,针刺30分钟。

3. 敷药　六神丸20粒,米醋调糊外敷。

4. 服药　黄芪、丹参、赤芍、泽兰、黄芩、板蓝根各20g,川芎、栀子、延胡索、香附、甘草各10g,煎服。

5. 以上新三联,每天各1次,7天为1个疗程,可连用1~3个疗程。

二、剥蚀散疗法

1. 主治　跖疣。

2. 配方　水杨酸74g,冰片1g,樟脑5g,朱砂2.5g,普鲁卡因3g,呋喃西林0.1g,瓶装备用。

3. 患处皮肤常规消毒,贴上带孔胶布,"剥蚀散"少许用酒精调糊,敷于洞孔上,再贴上胶布,封包固定。

4. 每次换药时应先将已腐烂之腐疣刮除。3~4天一换,3~6次可愈。

三、自穴埋疣疗法

1. 主治　扁平疣。

2. 选取新发疣体,酒精消毒,用小刮匙快速刮取疣体,70%酒精泡20分钟后备用。

3. 将疣体埋入曲池穴位,进刀约1.5cm左右,切口处以创可贴包扎。

4. 1月1次,最多做2次。

四、七白油疗法

1. 主治　黄褐斑。

2. 配制　白及、白僵蚕各 15g,白蔹、白芷、白术各 30g,白茯苓、白附子、细辛、川芎各 9g。上药混合烘干粉碎过 100 目筛,以花生油 30ml 放入花椒 1 粒,加热至花椒壳发黄时放入上药粉即成。

3. 取七白油外搽色斑处,每天 2 次,并于每周 1 次用超声波导入七白油皮损处 10 分钟,以及石膏倒膜 1 次。

4. 以上 6 周为 1 个疗程。

五、推罐黄褐斑疗法

1. 主治　黄褐斑。

2. 推罐　俯卧位。选择其距正中线旁的背俞穴拔罐,沿其穴上下移动至皮肤充血为度。

3. 肝斑按摩膏　白蔹、细辛、白芷、白术、茯苓、白附子、白扁豆各 30g,荆芥、防风、当归、川芎各 15g,共研细粉过 80 目筛,放入蜂蜜 100ml 中调匀备用。

4. 按摩　取肝斑按摩膏少许,在色斑处及印堂、阳白、太阳、四白、巨髎、颧髎、迎香、颊车、大迎、承浆、地仓、人中等穴(每次选 4 穴)轻软按摩。

5. 1~2 个月为一疗程。

六、推叩扎综合疗法

1. 主治　脱发症。

2. 颈部推拿　点按风府、风池、安眠穴;头面部可推拿按揉百合、四神聪、头维、率谷、四白、攒竹、丝竹空等穴,均以酸胀为度。

3. 擦药针叩　梅花酊:侧柏叶、何首乌、枸杞子、红花、桑叶、桑皮、菊花、川椒、旱莲草、补骨脂、生姜各 30g,75% 酒精 1000ml 浸泡 1 周滤过存液。在脱发斑片边擦药,边用梅花针叩击。

4. 斜扎围针　采用 1.5 寸毫针在脱发斑内扎围针,斜刺上星、百会、四神聪、头维、风池、合谷,留针 20 分钟。

5. 每天 1 次,10 次为 1 个疗程。

七、熏蒸玫疹疗法

1. 主治　玫瑰糠疹。

2. 玫疹散　防风、蝉蜕、桑叶、金银花各 20g,连翘、紫草、生地、赤芍、牡丹皮、板蓝根各 30g,共研粗粉,为 1 包量。

3. 采用 HH-QZ-1 型中药汽疗仪,将玫疹散 1 包放入水瓶内盖紧。开机熏蒸患处,温度控制在 40~60℃,每次约 30 分钟。

4. 每天 1 次,20 次为一个疗程。

八、梅药生发疗法

1. 主治　斑秃。

2. 秃灵酒　斑蝥 10g,补骨脂、菟丝子各 30g,肉桂、川椒各 10g,樟脑 10g,50 度白酒 500ml,浸泡 1 周后去渣备用。

3. 脱发区皮肤局部 75% 酒精消毒,用梅花针轻敲后外涂秃灵酒,2 天 1 次。

4. 脱发区外搽秃灵酒,每天 2 次。

5. 1 个月为一疗程。

九、草灸药醋疗法

1. 主治　带状疱疹。

2. 草灸　取新鲜干燥灯心草一段,蘸取菜子油点燃,在新发疱顶上行灸法,以爆有声响为佳。

3. 药醋　取六神丸适量研末,加入米醋调成稀糊状,涂于灸后疱处;若疱液流出,可直接撒布六神丸细粉。

4. 第 1 周每天 1 次,第 2 周 2 天 1 次,第 3 周 3 天 1 次。

十、敷脐脱敏疗法

1. 主治　慢性荨麻疹。

2. 填脐粉　苦参、防风各 5g,氯苯那敏片 4mg×5 片,共研细末,过 80 目筛,以上为 1 包量。

3. 肚脐部消毒,填入填脐粉 1 袋,纱布方块覆盖,贴上创可贴,每日 1 次。

4. 服煎药　基本方:防风、乌梅、蝉蜕、僵蚕各 15g,地龙、甘草各 10g,柴胡 12g,滑石 10g,随症加减,每日 1 剂,水煎服。

5. 15 天为一个疗程。

十一、一指禅疗法

1. 主治　荨麻疹。

2. 在神阙穴一指禅推拿 1 分钟后拔罐 1 分钟,反复 3 次。

3. 7 天为 1 个疗程。

十二、掌跖浸泡疗法

1. 主治　掌跖脓疱疮。

2. 掌跖吸脓液　黄芩、透骨草、蛇床子、地肤子各 30g,白鲜皮、川椒、蝉蜕各

10g。加水煎后温热浸泡手足部,每次 30 分钟,后外涂肝素钠软膏(海普林软膏)。

3. 同时服用雷公藤多苷片 10mg,左旋咪唑 25mg,每日 3 次口服。

4. 15 天为 1 个疗程,间隔 7 天,共用 3 个疗程。

十三、点刺拔罐疗法

1. 主治 银屑病。

2. 点刺 全身皮疹者,取大椎、陶道穴;上肢皮疹者,取肩髎穴,脊背及上肢皮疹者,取肩胛冈穴,下肢皮疹者,取足三里穴。

3. 拔罐 点刺后即在原穴位拔火罐,以拔出 0.3 ~ 0.6ml 血液为度,留罐 10 ~ 15 分钟。

4. 每天 1 次,30 次为 1 个疗程。

十四、瘙痒针灸疗法

1. 主治 皮肤瘙痒症。

2. 选穴 以膈俞、肺俞、风市、三阴交为主穴,上肢者加曲池,下肢者加血海。局部消毒后针刺,进针得气,行平补平泻法。

3. 艾灸 每次针后行艾灸两壮。

4. 每天 1 次,15 天为 1 个疗程。

十五、刺穴拔罐疗法

1. 主治 寻常性银屑病。

2. 取穴 主穴为肺俞、心俞、肝俞、脾俞、肾俞;配穴为大椎、委中、至阳、神道、身柱、陶道。

3. 首先在所选穴位上用三棱针刺四孔出血,然后用酒精棉球闪火拔罐,急速叩吸,留罐 25 分钟。主穴每次必取,配穴应交替使用。

4. 2 日 1 次,15 次为 1 个疗程。

十六、敷脐消疡疗法

1. 主治 复发性口腔溃疡。

2. 消疡脐粉 细辛 100g,研细粉,瓶装备用。

3. 取脐粉 10g,加蜂蜜调糊,涂于 7cm² 纱布上敷脐,用胶布固定,隔日更换 1 次。

4. 消疡煎剂 知母、黄柏各 10g,牡丹皮、泽泻、山茱萸、茯苓各 15g,生地、山药各 20g,竹叶、木通、甘草各 6g,煎服,每日 1 剂。

5. 1 周为 1 个疗程,间休 5 天,可连用 4 个疗程。

十七、梅药白斑疗法

1. 主治 白癜风。

2. 白斑区行梅花针叩刺,每周 2 次。以皮肤潮红或轻度渗血为度,叩刺后用生姜片涂搽患处,使局部发红发热。

3. 梅白煎 白蒺藜、桑椹子各 30g,何首乌、旱莲草各 20g,丹参、鸡血藤各 15g,红花、赤芍、补骨脂、白芷各 10g。剂量随年龄大小而增减,煎服,每天 1 次。

4. 20 天 1 个疗程,休息 7 天后再行下个疗程,对颜面白癜风尤效。

十八、针药疗法

1. 主治 带状疱疹后遗神经痛。

2. 主穴为合谷、内关、曲池、三阴交、足三里,配穴为疼痛所在点阿是穴。针刺主配穴各 2 个,每天 1 次。

3. 止痛饮 生熟地各 15g,赤芍、白芍、丹参、桃仁、红花、香附、丝瓜络、络石藤各 12g,乳香、没药、三七粉(冲)各 6g,元胡、川楝子、生甘草各 10g,随症加减,煎服,每日 1 剂。

4. 10 天为 1 个疗程,中间休息 5 天,共行 3 个疗程。

十九、推疣疗法

1. 主治 寻常疣。

2. 疣基部细长者宜用。

3. 采用 35% 三氯化铁酊涂于疣面及基部,用棉签(粗硬者)推疣体,两者间呈 30°角,当疣底与皮肤分离时,改为 180°平推,直至疣基底完全脱落,再用 35% 三氯化铁酊棉签压迫止血,1 分钟后用 60% 三氯醋酸点涂创面。

4. 每次推疣 2~3 个,多者分批推除。

5. 术后为防止复发,经常用淡盐水浸泡手足部,每天 1 次,防止病毒再染。

二十、熏蒸湿疹疗法

1. 主治 手足部慢性湿疹。

2. 熏蒸剂 土茯苓、白鲜皮、苍术、生地、三棱、黄柏、红花各 30g,赤芍 20g,荆芥、防风、莪术各 10g,生甘草 15g,以上为 1 包量。

3. 将熏蒸剂 1 包放入熏蒸自控治疗仪中,加水 800~1000ml,打开开关,当出现中药蒸汽时喷口对准皮损处,每次 30 分钟,每天 1 次。

4. 外涂除湿止痒软膏(中成药),每天2次。

5. 2周为1个疗程,可连用2~3个疗程。

二十一、走罐耳贴疗法

1. 主治　痤疮。

2. 走罐　取背部膀胱经上至风门穴开始,下至关元穴为止,取3号火罐,用闪火法将罐吸附于一侧风门穴,自上而下拉至关元俞处,反复多次,至皮肤潮红。在大椎、肺俞、脾俞各留罐10分钟,再按同法在另一侧走罐,2日1次。

3. 耳贴　以肾上腺、神门、皮质下、内分泌为主穴,肺经风热型加肺、耳尖;胃肠湿热型加大肠、胃;脾失健运型加脾。穴位处上王不留行籽1粒,再贴上方形小胶布,贴盖后每天按压5次,每次20下。

4. 10天为1个疗程,停5天后再行下一个疗程。

二十二、湿疹贴脐疗法

1. 主治　湿疹。

2. 湿疹脐粉剂　生地、生牡丹皮各15g,牛蒡子、白鲜皮、金银花、薄荷、白木通各10g,黄连、甘草各30g,荆芥、肉桂各6g。共研极细粉,瓶装备用。

3. 每次用牙签将药粉末填平患者脐窝内,外用无菌纱布敷料覆盖脐部,再用胶布条十字固定,约6~8小时后用温水洗净脐部。

4. 每天1次,7次为1个疗程。

二十三、玫瑰粉汽熏疗法

1. 主治　玫瑰糠疹。

2. 玫瑰粉　金银花、防风、苦参、赤芍、乌梢蛇各15g,野菊花、白鲜皮、生地、生石膏、生槐花各30g。共研粗粉,以上为一包装。

3. 放入汽熏机水瓶内,加水后开启,蒸汽喷熏皮疹处,每次熏浴10~30分钟不等。

4. 7天为1个疗程,2个疗程无好转则停止汽熏。

5. 同时泼尼松片每天8点口服,7天为1个疗程。第1疗程每日20mg,第二疗程每日15mg,第15天停服。

二十四、经穴推拿疗法

1. 主治　黄褐斑。

2. 点揉法　清洁皮肤后,用右手大拇指第一指腹点按面部太阳、印堂、头维、四白、承浆、听宫,以及耳后翳风、风池。每个穴位先点按15次后,加揉法

100 次,以渗透皮下为度。

圈揉法 清洁皮肤后,沿着皮肤纹理(颜面部),由下往上用无名指和中指的第一指腹打圆圈。主要有三条线路:①由承浆穴至翳风穴;②由地仓穴至听宫穴;③由迎香穴至太阳穴。每条线路各 30 遍。3 天 1 次,10 次为 1 个疗程,可用 3 ~ 6 个疗程。

3. 同时选服一种中成药 逍遥丸、黄芪颗粒、六味地黄丸、参苓白术散。

二十五、围刺棉灸疗法

1. 主治 带状疱疹。

2. 围刺 在疱疹出现的部位及疼痛明显的部位,采用 1.5 寸毫针从该部呈环状以 15°角斜刺进针,每针相距 1 寸左右,进针速度要快,深度为 7 ~ 8 分,得气后捻转,平补平泻,留针 30 分钟。

3. 棉灸 采用医用脱脂棉,撕成棉絮,散覆盖在皮肤上,用火柴点燃,反复施灸 1 ~ 3 次,最多 5 次。

4. 以上均 2 天 1 次,5 次为 1 个疗程。

二十六、涌泉敷糊疗法

1. 主治 小儿鹅口疮。

2. 茱萸 100g,研末,装瓶备用。

3. 临用时,茱萸粉拌入米醋调成糊状,趁小儿熟睡时涂敷于涌泉穴,上覆塑料薄膜,胶布固定,穿上袜子,以防脱落。

4. 晚贴晨取,7 天为 1 个疗程。

二十七、刺络罐拔疗法

1. 主治 女性痤疮。

2. 取俯卧位,选背俞穴大椎、肝俞、脾俞,穴位常规消毒后,用三棱针点刺各腧穴各一针,再于腧穴离开 0.75cm 上下左右快速各刺一针,后玻璃罐局部点火拔罐,出血量以 2 ~ 3ml 为宜,留罐约 10 ~ 15 分钟,每周 2 次。

3. 同时服用女性消痤汤 紫草 30g,川芎、香附、郁金、当归、白芍、黄芩、白花蛇舌草各 10g,柴胡 9g,茯苓 15g,薄荷 6g(后下),煎服,每日 1 剂,早晚各服 1 次。

4. 4 周为 1 个疗程。

二十八、耳压疗法

1. 主治 扁平疣。

2. 耳穴取发生部位对应穴、肺穴、内分泌穴、肾上腺穴、神门穴等。

3. 穴位常规皮肤消毒,用 0.5cm×0.5cm 胶布将王不留行籽贴于所选耳穴,每次每侧选 2 穴(双侧共 4 穴),并嘱患者自行按压穴位,每天 3~4 次,每次 1~2 分钟。

4. 同时外用板蓝根酊(板蓝根 30g,白酒 70ml,浸泡 1 周)外搽疣物,每天 3 次。

5. 10 天为 1 个疗程,可用 1~3 个疗程。

二十九、埋放贴压四联疗法

1. 主治　银屑病。

2. 埋线　以大椎、肝、心、脾、肺、肾穴为主穴,行羊肠线埋藏,每次选 5 穴,7 天 1 次。

3. 放血　以耳部皮损所在部位的穴位为主,每耳一穴,刺络放血 4~5 滴,7 天 1 次。

4. 贴脐　银屑贴脐散配方:蝉蜕、地肤子、连翘、白鲜皮、苦参各 100g,共研极细末,瓶装。用银屑贴脐散少许,加入苯海拉明针剂 25ml,维生素 C 50mg 调和成糊状,在神阙穴贴敷,每天更换 1 次,15 天为 1 个疗程。

5. 耳压　选穴为肺、内分泌、神门,皮质下做耳穴贴压(王不留行籽),每天耳压 2~3 次,7 天更换 1 次。

6. 15 天为 1 个疗程。1 个疗程后休息半月,再行下一个疗程,2~3 个疗程无效者应停用。

三十、祛斑面膜 I 号疗法

1. 主治　黄褐斑(早期)。

2. 面膜 I 号粉　当归、川芎、桃仁、白扁豆、茯苓、白附子各 100g,共研细末,过 120 目筛,灭菌干燥处理后装瓶备用。

3. 晚间睡眠前,用时洁面后将面膜 I 号粉适量用鸡蛋清调成糊状,敷于颜面色斑处,30 分钟后洗去。每周 4~5 次。

4. 同时口服祛斑煎剂 I 号　当归、熟地、川芎、白芍各 10g,桃仁 9g,红花 6g,随证加减,煎服。每天 1 剂。

5. 3 个月为 1 个疗程,可用 1~2 个疗程。

三十一、祛斑面膜 II 号疗法

1. 主治　黄褐斑(晚期)。

2. 面膜 II 号粉　珍珠母 30g,茵陈、当归、川芎、白芷各 15g,制大黄、栀子、桃仁、红花、熟地黄各 10g,生甘草 6g,上药混合共研细末,过 200 目筛,消毒干燥后瓶装备用。临用时取面膜Ⅱ号粉适量,加黄芪霜(或中药祛斑霜)10~15g,调成糊状,敷于颜面色斑处,30 分钟后洗去。每周 1~4 次。

3. 同时口服祛斑煎剂Ⅱ号 黄芪 40g,太子参、当归、菟丝子各 20g,黄精、熟地、川芎、女贞子、枸杞子、山茱萸各 15g,橘络、桔梗各 10g,随证加减,煎服。每天 1 剂。

4. 1 个月为 1 个疗程,可用 1~3 个疗程。

三十二、伏天敷贴疗法

1. 主治 复发性口疮。
2. 口疮粉 吴茱萸、细辛各 200g,研细粉,过 80 目筛,装瓶备用。
3. 穴位 选涌泉、足三里、神阙穴。临治时,每穴用口疮粉 2g,姜汁调拌均匀,将药物置于剪成 5cm×5cm 胶布上,粘贴在已做好标记的穴位上,每次保存 4~6 小时撕去。
4. 间隔 10 天治疗 1 次,4 次为 1 个疗程。

三十三、阴道雾化疗法

1. 主治 复发性阴道念珠菌病。
2. 雾化浓缩液 苦参、苍术、白鲜皮、蛇床子、地肤子、土槿皮、马鞭草、枯矾各 10g,加水煎熬浓缩为 200ml 药液,过滤存液备用。
3. 采用多功能超声雾化器,药杯内放入浓缩液适量(按雾化器要求),以消过毒的软管连接雾化器出口,另一端放于窥阴器口并固定后开始阴道雾化治疗。每天 1 次,每次 15 分钟。
4. 连用 1 周为 1 个疗程。

三十四、针灸服药疗法

1. 主治 慢性荨麻疹。
2. 针灸 取穴为中脘、天枢、气海、双侧曲尺、合谷、足三里、太冲。针刺后用补泻法,留针 30 分钟,运行 2~3 次。7 天 1 个疗程,间隔 3 天后行下一疗程。
3. 服药 黄芪、白术、炙甘草各 15g,桂枝、白芍、川芎、丹参、生地各 10g,防风、荆芥各 12g,薄荷 9g,煎服,每日 1 剂,7 天 1 个疗程,共服 2 个疗程。

三十五、中药药汽疗法

1. 主治 慢性皮炎、湿疹。

2. 汽药散 黄芪、马齿苋、黄柏、地榆、苦参、丹参、菊花各 30g,共研粗粉,以上为 1 包量。

3. 汽药散 1 包,放入中药汽疗仪药罐内,开启通电,熏蒸皮损处,每次 20 ~ 30 分钟,每天 1 次。

4. 30 次为 1 个疗程。

主要参考文献

1. 宋兆友. 生理学图表[M]. 北京:高等教育出版社,1956.

2. 宋兆友. 常见皮肤病简编[M]. 合肥:安徽人民出版社,1973.

3. 宋兆友. 农村常见皮肤病[M]. 合肥:安徽科学技术出版社,1983.

4. 宋兆友. 中医皮肤科临床手册[M]. 北京:人民卫生出版社,1996.

5. 宋兆友,唐宁枫,宋宁静. 现代皮肤病性病学[M]. 北京:中国标准出版社,2000.

6. 宋兆友. 中医外科学[M]. 北京:人民卫生出版社,1987.

7. 宋兆友. 最新诊治专家专著·中医皮肤病临床便览[M]. 北京:台海出版社,2001.

8. 宋兆友. 疑难皮肤性病诊疗学[M]. 北京:北京科学技术出版社,2003.

9. 宋兆友. 皮肤病中药外用制剂[M]. 第2版. 北京:人民卫生出版社,2005.

10. 宋兆友. 现代名医证治丛书·皮科临证心要[M]. 北京:人民卫生出版社,2008.